Renata Huonker-Jenny | Schleudertrauma: Das unterschätzte Risiko

Renata Huonker-Jenny

Schleuder-trauma:

Das unterschätzte Risiko

Reportagen, Informationen und
Behandlungsmöglichkeiten

**Mit Beiträgen von Dr. Peter A. Levine
und Dr. med. Bruno Baviera**

Kösel

© 2002 by Kösel-Verlag GmbH & Co., München
Printed in Germany. Alle Rechte vorbehalten
Druck und Bindung: Pustet, Regensburg
Umschlag: Kaselow Design, München
Umschlagmotiv: Jakob Helbig, Image Bank
Illustrationen auf den Seiten 118 und 155: Dominique Degranges
ISBN 3-466-30593-4

*Gedruckt auf umweltfreundlich hergestelltem Werkdruckpapier
(säurefrei und chlorfrei gebleicht)*

Inhalt

Anhang

Vorwort

Schleudertrauma – allein das Wort löst Unbehagen, Angst,
Befürchtungen und oftmals sogar Streit aus. Nicht direkt Betroffene mögen sich aber auch fragen: Ein Schleudertrauma,
was ist das eigentlich? Nach der Lektüre der Reportagen und
des Sachteils weiß man es besser, schwitzt dafür aber womöglich auch ein bisschen bei der Vorstellung, wie schnell es einen
doch treffen kann. Der Gedanke, womöglich selber einmal
zum »Prozentsatz« zu zählen oder einen lieben Mitmenschen
in ihn hineingeraten zu sehen, wird nachdenklicher machen
und Fragen hervorbringen: Warum ich? Warum jetzt? Warum
so?

Wie bizarres Wurzelwerk greifen Unfälle mit der Folge eines langwierigen Schleudertraumas in das Leben der Betroffenen und ihrer Nächsten ein. Ihre Berichte legen weitgehendes
Fremdland frei. Selten wird davon gesprochen, wie sich ein
Schleudertrauma der Halswirbelsäule (HWS) seelisch und körperlich wirklich anfühlt. Es ist auch gar nicht einfach, eine
Sprache dafür zu finden. Den Opfern geht es oft über lange Zeit
nicht gut genug dazu, zudem sitzt die Erfahrung, nicht oder
nicht genügend verstanden zu werden, tief. Ein Buch darüber

zu lesen kann deshalb eine Unterstützung für die Betroffenen bedeuten oder sogar einen Weg zur Selbsthilfe bilden. Durch Information ebnet sich auch der Weg für eine größere Anerkennung ihres Leidens. Unfallopfer finden sich nicht nur von einem Moment auf den anderen in einer komplett veränderten Lebenssituation. Es beginnen oft auch Auseinandersetzungen mit Versicherungen, die ihre Pflicht zum Eintreten für die Folgekosten des Unfalls bestreiten. Dadurch geraten immer noch zu viele Betroffene in einen anstrengenden und langwierigen Kampf um ihre ökonomische Existenz.

Viele Halswirbelsäulenverletzte haben nicht nur Mühe, ihre Wohnung oder ihr Haus zu verlassen, sie sind auch in ihrer Person eingekerkert und können sich nur noch mühsam ausdrücken. Es kann deshalb geschehen, dass Sie von einem Nachbarn, der ein Schleudertrauma erlitten hat, nie erfahren werden, was genau ihn beschwert. Ebenso ist es nicht unwahrscheinlich, von einer Bürokollegin, die wegen der gleichen Verletzung unzuverlässiger wird, nur zu hören bekommen, dass »es« sich nicht bessern will. Nicht erstaunlich ist es daher, dass relativ viele Mitmenschen ein Schleudertrauma für ein rein innerpsychisches Geschehen halten. Sie meinen, mit den Mitteln der Willenskraft oder über eine Verarbeitung müssten der Schrecken und erst recht die nicht sichtbaren – und oft nicht adäquat diagnostizierten – physischen Folgen doch zu überwinden sein. Zahlreiche Betroffene zweifeln deshalb auch an sich selbst, schämen sich, werden wütend, resignieren oder empfinden Ohnmacht und Isolation, weil sie dieser Erwartung nicht genügen können.

Eine vertiefte Beschäftigung mit dem Thema und ein Blick in die Geschichte des Hals-Kopf-Traumas zeigen jedoch, dass Willenskraft und Verarbeitung allein nicht helfen. Was aber dann? Das »klassische« Schleudertrauma heilt nach einer – wenn auch unterschiedlich langen – Zeitspanne wieder aus. Doch auch für die schwereren Fälle gibt es Wege, den leidvollen

Zustand zu verbessern und zumindest teilweise, wenn nicht sogar sehr weitgehend wiederherzustellen. Davon ist auch in einigen der Reportagen die Rede, insbesondere aber sollen die Ratschläge und Adressen im Anhang dazu verhelfen, solche Wege zu finden.

Das Schleuder- oder HWS-Distorsionstrauma wurde über die Jahrhunderte in wechselnden Zuordnungen bald organisch, bald primär psychologisch erklärt. Begreiflich, dass ein heilloses Wirrwarr darüber entstand, was es nun eigentlich ist. Eine zwar seit sehr langer Zeit bekannte, deswegen aber doch bis heute nicht geklärte Sache, könnte man sagen. Tatsächlich: Beschreibungen des Leidens und Behandlungsversuche sind mindestens seit dem 18. Jahrhundert überliefert. Nach den damaligen Kriegschirurgen im Gefolge der napoleonischen Armeen waren es ab dem 19. Jahrhundert vor allem die zivilen Chirurgen und Neuropsychiater, die mit der wachsenden Industrialisierung, der Urbanisation und dem Aufkommen der Eisenbahnen die Folgen dieser Art von Unfällen beobachteten, behandelten oder auch bestritten. Neben Unterschieden in ihren Behandlungsansätzen blieben auch ihre Erklärungen widersprüchlich.

Moderne Spezialisten, vor allem in Deutschland, legen den Finger wieder vermehrt auf die organische Seite. Beim nicht spontan ausheilenden Schleudertrauma werden dabei ungeklärte Symptome in Verletzungen auch an den Bändern und Muskeln im Bereich des Kopfgelenkes sowie an den Hirnhäuten und im Gehirn selbst vermutet und entsprechend untersucht. Je mehr Boden dieser Ansatz gewinnt, desto mehr Aufmerksamkeit wird den neuen bildgebenden Verfahren geschenkt werden, die solche Schäden tatsächlich sichtbar machen.

Doch auch von Seiten der Stress- und Traumaforschung kommen neue Impulse: Sie geht davon aus, dass ein Schleudertrauma, wie jedes andere Trauma, seine Biologie hat. Der ganze Mensch ist betroffen, wenn diese Biologie – nicht Pathologie –

das Steuerruder erst einmal übernommen hat. Ob Botenstoffe oder Hormone, Schmerzzustände oder Angst: Einmal installiert, regiert ein Schleudertrauma und ihm sind nahezu alle Vorgänge im Körper und in der Seele ausgesetzt. Menschen mit dieser Verletzung können deshalb gar nicht einfach *wollen* oder *verarbeiten* und so ihre Schmerzen und Folgeprobleme lösen. – Noch neuer ist das Wissen, dass sehr vieles aus dem biologischen Mechanismus mit der von Peter Levine in den USA entwickelten Methode der Trauma-Heilung reversibel ist.

Trotz der fortgeschrittenen Erkenntnisse ist leider nicht anzunehmen, dass die wechselnde Zuordnung des Schleuder- oder HWS-Distorsionstraumas zum organischen oder zum psychologischen Bereich so bald zur Ruhe kommt. Die in den westlichen Industrieländern von einem solchen Trauma Betroffenen haben zwar bessere Chancen als je zuvor in der Geschichte, wieder zu gesunden oder, falls dies nicht oder nur teilweise möglich ist, wenigstens medizinisch jene Unterstützung zu bekommen, die sie entlastet. Diese Chancen können aber nur unter der Voraussetzung eingelöst werden, dass Verleugnen und Bestreiten – dieses vor allem von Seiten der Unfall- und Haftpflichtversicherer – der Akzeptanz weichen.

Nicht nur das Leiden selbst muss anerkannt werden, auch die sich ergänzenden wissenschaftlichen und therapeutischen Erkenntnisse und Ansätze sind zum Wohl der PatientInnen auf gegenseitige Akzeptanz angewiesen. Diese zu mehren ist das Hauptanliegen dieses Buches.

Nach dem Schlag ins Genick
Meine eigene Betroffenheit

Mein Interesse am Phänomen Trauma war zwar schon vorhanden – geradezu aufgeschüttelt wurde es aber durch mein eigenes, schwer heilendes Schleudertrauma vor fünf Jahren. Seither weiß ich, dass ein Schleudertrauma äußerst schmerzhaft sein kann. Zermürbend wird es, wenn einem schon nach einigen Monaten gesagt oder bedeutet wird, es sei wohl, wenn die Sache nicht von selbst abklinge, nicht mehr viel zu machen. Mit einer solchen Perspektive wollte ich mich nicht abfinden. Die Suche führte mich zur Craniosacral-Therapie sowie zu anderen Heilverfahren (siehe Anhang, Therapien). Die Behandlungen machten eine Koexistenz mit dem Schmerz möglich. Dadurch konnte ich wieder arbeiten. Neun Monate nach dem Unfall verfasste ich den ersten Bericht über mein Schleudertrauma. Er wurde später in der ZEIT nachgedruckt. Die Reaktionen darauf gaben mir die Idee zu diesem Buch. Etwas überarbeitet ist er unter den Reportagen zu finden.

Motiviert durch die Stärkung, die ich selbst durch die Craniosacral-Therapie erfahren hatte, ließ ich mich später selber darin ausbilden, spürte aber sowohl durch die erworbenen Kenntnisse wie auch an meinen anhaltenden Restbeschwerden die Grenzen dieser Therapie.

Die therapeutischen Möglichkeiten und die Konzepte von *Somatic Experiencing (SE)* nach Peter A. Levine waren mir durch die Lektüre seines Buches *Trauma-Heilung*[1] zwar schon bekannt, eine praktische Möglichkeit, die SE-Methode auszuprobieren, existierte in der Schweiz jedoch noch nicht. Als sich Jahre später die Möglichkeit einer SE-Ausbildung in der Schweiz ergab, ergriff ich sie. In diesem Rahmen erlebte ich fünf Jahre nach dem Unfall in wenigen Sitzungen nochmals eine ungeahnte Besserung, nachdem ich mich mit bleibenden Schmerzen und Einbußen praktisch schon abgefunden hatte. Meine Chance, bei Peter Levine zu studieren, kann ich nicht hoch genug schätzen. Es gab tatsächlich doch noch Wege heraus aus dem Schleudertrauma, das so vieles in Frage gestellt hatte! Zu viele Menschen landen in tiefer Hilflosigkeit, nachdem sie ein Schleudertrauma erlitten. Zu wenigen tun sich Wege auf, die zu Heilung oder mindestens Besserung führen. Deshalb wünsche ich mir, dass die in Europa bis jetzt wenig bekannte Methode Somatic Experiencing (SE) ihren Weg macht und dass sich ihre beachtlichen Erfolge herumsprechen – gerade auch unter jenen, die sich als hoffnungslos empfinden und alles schon versucht haben.

Meine GesprächspartnerInnen, die diese Erfahrung nicht haben, legen den Akzent teilweise ganz anders. Was dem einen gut tut, muss ja nicht notwendigerweise auch für den anderen richtig sein. Im Hauptanliegen sind sich alle im Buch zu Wort Kommenden vollkommen einig: Sie möchten ernst genommen werden. Dazu gehört, dass HWS-PatientInnen diejenigen medizinischen und versicherungsrechtlichen Leistungen erhalten, die bei anderen langwierigen Verletzungen oder Krankheiten selbstverständlich sind. Sie haben dasselbe Anrecht darauf. Außerdem gesunden sie wie alle Menschen schneller, wenn ihre Würde ohne zermürbende Kämpfe respektiert wird.

Das Buch entstand während eines nachgeholten Studienurlaubs, den ich zuvor wegen meines Schleudertraumas hatte fallen lassen müssen. Aus allen Gesprächen kam ich berührt nach Hause: Ausnahmslos hatte ich tapfere Menschen angetroffen. Ihnen allen hatte sich das Alleinsein mit einer Fülle von Problemen, wie sie sich durch ein HWS-Schleudertrauma oft ergeben, tief eingebrannt. So etwas dürfte inmitten von Gesellschaften mit gut ausgebautem Gesundheitswesen unter rundum gegen gutes Geld versicherten Personen schlicht nicht vorkommen! Diese Betroffenen waren bereit, einen Beitrag dazu zu leisten, dass das Leiden in der Öffentlichkeit besser bekannt wird. Die Reportagen berichten von Menschen, die mit ihrer ganzen verbliebenen Kraft mit dem Schleudertrauma weiterleben. Einige haben eine »Balance des Schreckens« gefunden. Wenn sie auch noch an allem Möglichen leiden, haben sie doch Mittel gefunden, sich Erleichterung zu verschaffen. Mit der Zeit und über Umwege fanden sie hilfreiche Therapien oder aufgeschlossene Ärzte und kamen – leider oft auch durch Austritt aus dem aktiven Berufsleben – zu mehr Ruhe. Einige von ihnen haben sogar ungeachtet ihrer Leiden neue Lebensaufgaben gefunden.

Es kommen mehr Frauen als Männer zu Wort. Ob das daran liegt, dass Frauen eher bereit sind, sich mitzuteilen und den Schmerz zu reflektieren? Auch ist zu bedenken, dass Frauen zu Fuß, auf dem Fahrrad oder im Auto häufiger im Nahverkehr der Städte unterwegs sind. Damit ist ihr Risiko, sich ein Schleudertrauma zuzuziehen, höher als dasjenige der Männer, die mehr im Fernverkehr motorisiert unterwegs sind. Sie sind zudem auch statistisch häufiger auf der den Unfall erleidenden Seite, während junge Männer überproportional viele Unfälle verursachen. Da Frauen besonders zahlreich in sozialen und pädagogischen Berufen anzutreffen sind, wurde häufig die Behauptung aufgestellt, das Schleudertrauma sei eine »typische Lehrerinnenkrankheit«. (Eine Schlussfolgerung, die so nicht haltbar ist. Richtig allerdings ist, dass die weibliche Hals-, Rücken- und Nackenmuskulatur anders gebaut ist als die männliche.)

Die in diesem Buch verwendete Methode ist narrativ, das heißt so, als würde Ihnen jemand seine Geschichte persönlich mitteilen. Mitmenschliches Erleben will erzählt werden. Das Wissen vom Schmerz will gebraucht werden! Die Reportagen haben durchaus den Anspruch, Krankengeschichten auch im medizinischen Wortsinn zu sein. Berichte also, die auch für therapeutisch oder ärztlich Tätige Gewinn bringend sein können, in denen Selbstbetroffene sich wieder erkennen und die auch bei jenen Interesse wecken möchten, die weder beruflich noch persönlich zum Kreis der irgendwie Beteiligten gehören. Solange weder das Leiden als solches grundsätzlich anerkannt, noch eine erfolgreiche Standardtherapie in Sicht ist, bleibt dies ein notwendiger Beitrag zu einem besseren Verständnis.

Reportagen

»Die Leute brauchen keine Definition,
was ein Trauma ist,
vielmehr ein Gespür dafür, wie es sich anfühlt.«

Peter A. Levine[2]

Unmöglich, so zu leben[3]

Ich habe das Schleudertrauma erlebt. Banal, wie es mir zugefügt wurde – im stehenden Auto vor einem Rotlicht durch den Aufprall eines Wagens von hinten –, und bizarr in seinen Auswirkungen auf das, was ich für die sichere Behausung meiner Person hielt: mein Körper-Ich.

Eben hatte ich im Rückspiegel einen Wagen ungebremst auf mich zufahren sehen, doch die Zeit bis zu seinem Aufprall dauerte sehr lange. Monatelang haderte ich mit mir, weil ich das Unglück hatte kommen sehen, den Wagen aber nicht verließ, sondern wie gelähmt darauf gewartet hatte, attackiert zu werden. Darüber ärgerte ich mich, ungeachtet der Tatsache, dass eine Flucht aus dem Auto innerhalb von Sekundenbruchteilen unmöglich ist. Ein Therapeut erklärte mir später: »Sie sind ausgestiegen, zwar nicht aus Ihrem Wagen, aber aus Ihrem Körper.« Die archaische Fluchtreaktion des Säugetiers hat im Unfallmoment mein Körper-Ich beherrscht und es tun lassen, was Jahrmillionen allem Lebendigen als lebensrettend eingefleischt wurde: abhauen oder, falls nicht möglich, wenigstens fiktiv fliehen und sich tot stellen.

Den jungen Mann, der in einem Moment der Unaufmerksamkeit die stehende Kolonne und mich im hintersten Wagen nicht bemerkt hatte, beschäftigte nach dem Aufprall vor allem die zerbeulte Motorhaube seines vom Kollegen ausgeliehenen Fahrzeugs. Es gab auch keinen Grund, sich anderweitig groß zu sorgen: Meinem Wagen war sichtbar nichts geschehen und ebenso wenig anscheinend mir. Bloß mein Kopf schmerzte. Nach einem Adressentausch fuhren wir unserer Wege. Für den Heimweg reichte meine Kraft, dann aber fiel ich um. Ich hatte nur noch das Verlangen zu schlafen.

Für Wochen war Liegen mein Lebensinhalt, alles andere war nichts als mühsam. Der Kopf dröhnte mir; er fühlte sich an wie bis weit über die Schultern hinab in Beton gegossen. Bei all seiner Eisenschwere stieß im Inneren eine unheimliche Kraft nach oben, sodass in mir das Gefühl erzeugt wurde, meine Körpermasse würde verdichtet und schlage sich gewissermaßen von innen am eigenen Schädeldach wund. Von den Knien an gab es keine Verbindung mehr zum Boden. Gehen fühlte sich an wie Schweben. Ich musste quasi einen schwindelnden Körper über ein hohes Seil geleiten, wenn ein Weg mich vom Schlafzimmer in die Stube führte oder, nach einigen Wochen, wieder vors Haus.

Der erste Rundgang im nahen Park erzeugte ein Siegesgefühl in mir. Autonomie, oder vielmehr die Sehnsucht danach, trägt in einem verletzten Körper andere Namen als in der Welt der Literatur oder der freien Marktwirtschaft. Sitzen, stehen, gehen, schlafen, Kraft haben, einen Moment lang an etwas teilhaben, was nicht mit Schmerz zu tun hat, das sind nun ihre Inhalte.

Schmerz und Entfremdung von früh bis spät

Jedes Erwachen am Morgen bedeutete eine neue Enttäuschung, denn der Schmerz kannte keine Pause, nur Variationen. Obwohl der Unfall mich bei bester Gesundheit ereilt hatte, war auch meine Erinnerung an das normal schöne Körpergefühl beim zügigen Gehen oder Fahrradfahren sehr rasch blass geworden. Es war seltsam, solchen entschwindenden Erinnerungen nachzutrauern wie einer nahe stehenden verstorbenen Person. Wie man den Hals hält, den Oberkörper dreht oder spontan den einen vor den anderen Fuß setzt, all dies verlangte plötzlich Überlegung, und zwar der intensiveren Art, da es sich hier um Vorgänge handelt, die nie bewusst gelernt wurden.

Angst hatte ich deswegen längere Zeit noch nicht, eher das Gefühl, das wir aus manchen Albträumen kennen: Bald ist der

Morgen da, und mit dem Morgen wird alles wieder normal sein. Die Realität war anders. Der Morgen kam immer, doch die grausamen Kopfschmerzen wurden auf die Dauer noch schwerer erträglich, die Beine versagten den Dienst immer mehr, die Arme wurden kraftloser und die Hände ließen vieles fallen.

Dann begann der Gedächtnisverlust. Zuerst belustigte es mich, als bis vor kurzem völlig gesunde Person in mittleren Lebensjahren plötzlich mit der Tragikomik eines unzuverlässigen Kurzzeitgedächtnisses konfrontiert zu sein. Namen von nahe stehenden Personen entfielen mir ebenso wie einzelne Wörter. Die Koordination der Worte im Mund war eine Willenshandlung geworden. In meinen Äußerungen war ich betont zuversichtlich, doch im Inneren fühlte ich mich beunruhigt und um 40 Jahre gealtert. Eine unsichere Person ging die Wände entlang, wich Passanten ängstlich aus, war schreckgepackt bei plötzlichen lauten Geräuschen wie auch bei leisem schnellen Näherkommen eines Menschen oder Objektes. Der Tag, an dem ich Wasser aufsetzte, um Tee zu kochen, und unmittelbar danach zu Bett ging, alarmierte mich endgültig. Meine Gedächtnisverluste waren so real wie der glühende Kessel.

Geräusche waren mir ebenso schwer erträglich geworden wie helles Licht. Unter normalen Umständen nur mäßig unangenehme Töne verwandelten sich in quälende Schmerzquellen. Mein Gehör hatte gleichzeitig stark nachgelassen. Menschliche Stimmen erreichten mich, als läge ich unter zwei Metern Wasser. Trotz allem kehrte nach und nach ein bisschen Kraft zurück. Das ermöglichte immerhin selbstständige Therapiebesuche.

Die Stadt fiel mit Intensität auf mich ein. Tram- und Busfahren, durch einen Bahnhof zu gehen: Dies waren Grenzerlebnisse in meinem Alltag. Jedes Rütteln verstärkte die Schmerzen im Kopf, da die Berührungen mit dem harten Boden als ungebremste Schläge bis ins Schädeldach fuhren.

Irritierend und verletzend zugleich war die Scheibe zwischen mir und meiner Umwelt, die sich durch das Schleudertrauma installiert hatte: Nicht mehr viel ging mich etwas an. Die Schmerzen hatten unterdessen, über die Wochen und Monate, nicht geruht, bis sie auf den ganzen Körper verteilt waren. Vielleicht waren der Schreck und der Schmerz auch sofort in alle Knochen gefahren, und nur meine Wahrnehmung hatte Zeit gebraucht. Albträume von Menschen mit zersetzten Gliedmaßen oder von Skeletten tauchten auf; Todesträume bevölkerten die Nächte. Eine Frau sehe ich im Spitalbett liegen. Sie sieht unverletzt aus; da hebe ich das Leintuch über ihrem Körper und sehe einen Brustkorb aus Plastik, einen zerlegten Leib aus Knochenstücken und Geweberesten, mit Draht verknotet.

Während vieler Wochen will eine ganz gemeine Kraft mich aus dem eigenen Körper schieben. Sie stößt am Schädeldach von innen an und drückt das Hirn zusammen. Sie verrückt die Sinnesorgane, die vertraute Eigenwahrnehmung.

Seit den Beschreibungen aus den Lazaretten der europäischen Schlachtfelder des vergangenen Jahrhunderts ist dieses Phänomen bekannt. Unter starken Schmerzen und im Trauma findet eine Dissoziation statt. Das Körperschema löst sich auf, was auf verschiedene Arten geschehen kann. In der Nahtod-Erfahrung verlässt der Mensch den Körper vollständig, sieht seinen verletzten Leib von oben und betrachtet schmerzfrei oder sogar mit angenehmen Empfindungen, was auf der Unfallstelle vor sich geht; im Trauma bleibt die Verbindung zum verletzten Körper bestehen, doch vermutlich infolge der mechanischen Einwirkungen und daraus folgenden physischen Veränderungen und Schmerzen finden Verschiebungen in seinem Schema statt. Der Mensch bekommt das Gefühl, neben oder über sich selbst zu stehen, oder erlebt auch die Verbindung zu einem Körperteil als unterbrochen. – Eine Erleichterung stellte sich ein, als ich davon hörte, dass auch andere Opfer eines Schleudertraumas vom Phänomen des Angehobenwerdens berichten.

Mein Körper-Ich war in der Senkrechten um etwa 15 bis 20 Zentimeter verschoben, was zu bizarren und auf Dauer einsam machenden Eindrücken führte. Das Trauma lässt einen vorsichtig werden, denn es ist ungewiss, wem man wie viel davon erzählen kann. Die gewöhnlichen Worte tun ihren Dienst nur dann, wenn sie ein einfühlendes, vielleicht auch kreatives Gegenüber erreichen. So sprach ich in Vergleichen und Bildern oder schwieg.

Zunehmend beherrschte das Schleudertrauma mein Leben – nicht nur wegen der zahlreichen Einbußen und Schmerzen, sondern auch wegen seiner sozialen Konsequenzen. Nach einem halben Jahr Arbeitsunfähigkeit wurde die Invaliditätsabklärung eingeleitet. Schulmedizinisch wirksame und anerkannte Behandlungsformen existieren nicht. Der sich nicht bessernde Zustand brachte Beunruhigung in meine Umgebung. Aus dem Bekanntenkreis kamen rätselhafte Hinweise auf hilfreiche Methoden wie »Feldenkrais«, »Alexander-Technik«, »Atlaslogie« und – für mich Gipfel des Unverständlichen – »Craniosacral-Therapie«, die mir Mut machen sollten.

Die Versicherung lehnte diese Therapieformen ab. Vorderhand blieb mir nichts als die wilde Hoffnung auf die Zeit und auf meinen Willen. Ich plagte meinen erstarrten und versteiften Körper mit langen Fußmärschen. Drei Paar Schuhe wurden innerhalb kurzer Zeit angeschafft, doch keines brachte die Sicherheit im Gehen zurück, nicht das hochgeschnürte für guten Halt, nicht die Gesundheitsschuhe mit Fußbett, nicht die Sportschuhe mit Airwalksystem. Die Märsche halfen zwar trotzdem, aber das unbelebte Körpergefühl bestand fort. – Und nun blieb der Schlaf aus.

Der Schlaf wurde zum kostbaren Gut, das mir Nacht für Nacht unter dem Kopfkissen weggeraubt wurde. Die Familie als Lärmquelle bohrte im alarmierten Hirn, das keine Ruhe fand – weder durch Schlaf noch durch Schmerzmittel. Am ehesten noch durch Musik. Sie half mir, einen verlorenen Rhythmus zu ersetzen, den ich vorher nie wahrgenommen hatte, weil er immer da gewesen war. Musik hauchte dem Körper ersatzweise Leben und Gefühl ein. Bestimmte Musik (Brahms' Requiem, Mozarts Waisenhausmesse, Zap Mama) lobe ich seither als schmerzstillendes Medikament, einige religiöse Texte (Psalmen, Exodus, Heilungsgeschichten) als Lebensmittel und ein paar Bücher (Gottfried Keller, Michail Bulgakow, Siegfried Lenz) als stärkende Träume.

Sie konnten jedoch nicht verhindern, dass meine Verzweiflung im Laufe der Monate wuchs. Die Zeit schien nichts oder zumindest nicht genug zu heilen. Die Schmerzen und der Druck im Kopf blieben unverändert. Im Physikbuch der Kinder schlug ich den Lehrsatz nach: *Bewegungsenergie = Masse mal Geschwindigkeit im Quadrat geteilt durch zwei.* Der Aufprall war mit 30 Stundenkilometern erfolgt, das Auto etwa eine Tonne schwer. Rechne. War es diese Energie, die meinen Kopf schier sprengte? Unmöglich, so zu leben.

Ab und zu kam mir jede Zuversicht abhanden. Sehnsucht nach Hilfe, Furcht, nie mehr in den Beruf zurückkehren zu können, Verlangen nach ein paar Stunden Normalität, Angst, nie mehr ein Mensch wie alle anderen zu sein – dies überschnitt sich dann wie in Aussichtslosigkeit. Hilfreich nur waren Menschen, die meine Schilderungen ernst nahmen und gleichzeitig den Gedanken aufrechterhielten, dass es ein Herauskommen gibt.

Endlich Hilfe

Nach sieben Monaten im moorigen Grund des Traumas erlebte ich durch die erfahrenen Hände eines Craniosacral-Therapeuten so etwas wie eine Sturzgeburt in den eigenen Körper hinein. Nur schon diese Hände am Kopf zu fühlen! Was für eine Erlösung, dass endlich ein Mensch spüren konnte, was ich nur wenigen mitteilen mochte und am wenigsten selbst begriff! Diese verstehenden Hände entfernten auch den Selbstvorwurf; dass ja gar nichts geschehen sei und ich mir alles nur einbilde.

In einer Art netzartigen Elektrogewitters im Kopf entlud sich der immense Druck. Ich kam zu mir selbst zurück. Aus dieser Therapie kehrte ich ganz anders heim, als ich hingegangen war.

Die Beschreibung der Traumaauflösung ist ähnlich schwierig zu vermitteln wie die Erfahrung des Traumas selbst. Am ehesten geschah dies: Der Therapeut horchte mit seinen Händen konzentriert in mich hinein. Mich berührt es zutiefst, dass Menschenhände das Ausmaß des Schocks in meinem Körper und des Drucks in meinem Kopf erkennen und therapieren konnten, während Maschinen bisher ein Schleudertrauma nur registrieren, in keiner Weise aber auflösen können.

Noch brauchen Körper und Seele Ruhe und Erholung. Die Genesung erweist sich, wenn auch unter anderem Vorzeichen, als ähnlich erschütternder Vorgang wie der Unfall. Es braucht Zeit, bis wieder Ruhe einkehrt in der Komplexität des gesamten inneren Systems. – Auch für den Umkehrprozess der Grenzerfahrung fehlen die selbstverständlichen Worte.

Aus voller Bewegung in die Starre katapultiert

Ein Dorf in den Schweizer Alpen: Nur wenige Fahrgäste setzt das Postauto hier ab. Es ist Juni, die Fahrt führt an blühenden Wiesen vorbei, hoch auf den Bergen glänzt Schnee.

Andrea kommt mir entgegen. Mitten auf der stillen Dorfstraße begrüßen wir uns. Wir spazieren zu ihrem Ferienhaus, wo sie öfters mehrere Tage für sich allein verbringt. Dieses Wochenende zum Beispiel hat sie sich ganz von der Familie, dem Mann und den beiden Kindern von 15 und 18 Jahren abgesetzt, für das Gespräch und um sich zu erholen. Sie berichtet von ihrem Mann, der jetzt bei einem nationalen Sportanlass mithilft. Das habe sie *vorher* auch gemacht, doch könne man sie nicht mehr dafür gebrauchen. Eine große Veranstaltung, bei der man den Kopf beieinander haben sollte. Der Lärm, die vielen Leute, dieses Durcheinander und an hundert Sachen auf einmal denken: Ein *Horror* sei das jetzt für sie. Zum ersten Mal höre ich dieses Wort, das Andrea noch so oft verwenden wird. Durch das Schleudertrauma ist sie immer wieder auf dem Rückzug, flieht vor den Schmerzen, flieht vor den Menschen, sogar vor dem Mann und den Kindern. Tief innen ist da an manchen Tagen sogar der Gedanke an eine Flucht aus dem Leben. Sie wird später die Worte fallen lassen: »Was macht das noch für einen Sinn?«

»Willkommen in meiner Zuflucht!« Abgeschirmt durch dicke Mauern gegen das Dorf, öffnet sich von der Stube aus über einen Blumenvorgarten hinweg ein herrlicher Blick in die Berge. Ich suche nach Zeichen ihres Unglücks im Gesicht, doch da ist nichts Auffälliges: Eine leicht gebräunte, hübsche, schlanke Frau in mittleren Lebensjahren hat am Tisch Platz genommen. Äußerliche Spuren hat der Unfall nicht hinterlassen. Doch er hat ihr Leben umgekrempelt:

»Ich war Schneesportlehrerin, sehr sportlich und spritzte vor Energie. Ich ging im Winter vor fünf Jahren aufs Schwarzhorn, um ein neues Paar Ski zu prüfen, das ich angeschafft hatte. Oben auf dem Berg merkte ich, dass ein Ski verschliffen war. In den Steilhängen musste ich mich daher immer wieder auffangen; unten im Flacheren ließ ich den Ski laufen. Es gab eine so schöne Ratrachspur (Spur von einem Pistenfahrzeug). Dort aber zog es mir den rechten Ski fort; es trieb ihn hinaus, er verhakte sich und mich drehte es um die eigene Achse. Dann wurde ich rückwärts durch die Luft katapultiert. Die Skier fielen nicht einmal ab. Bei diesem Salto merkte ich, wie es in meinem Nacken ›chlepfte‹ (ein knallendes Geräusch gab). Zuerst passierte im Herumwirbeln die klassische HWS-Verletzung und dann kam der Aufprall auf den Kopf: ein kombiniertes Ding. Bestimmt war ich mit fünfzig bis siebzig Stundenkilometern gefahren. Und dann diese ganze Wucht der Skier an den Füßen! Es muss mir den Kopf weggedreht haben; die Beschwerden jedenfalls wirken sich links extrem aus. Ich muss einen Ausfall gehabt haben, rappelte mich aber irgendwann wieder auf. So, dachte ich, Schnee abschütteln, weiterfahren, den Ski bekomme ich schon noch in den Griff, und fuhr wieder hinauf zur Bergstation.«

Nichts war wie sonst. Andrea, die gewohnt war, gerade im Namen des Sports hart mit sich selbst zu verfahren, musste feststellen: Nein, das hilft diesmal nicht. Dass sie nach dem Sturz weiterfuhr, schreibt sie heute dem Schock zu. Endlich zu Hause, war ihr schrecklich übel; sie hatte Kopfweh und wusste fast nicht, wohin mit dem Nacken.

Es war mitten in der Wintersaison, in der Skischule herrschte Hochbetrieb. Sie war wie immer in diesen Monaten hundertprozentig ausgelastet und erwartete Stammgäste, auf die sie sich gefreut hatte. »Die kannst du nicht stehen lassen«, sagte sich Andrea, schluckte Schmerzmittel und nahm Traveller-Kaugummi gegen die Übelkeit.

Der Tag darauf, an dem Andrea zum Skifahren mit den eingetroffenen Gästen ausrückte, ist in ihrem Gedächtnis eingefroren. Ein nebliger Morgen war's, in dem sich die gewohnte Welt auflöste. Die Touristen merkten nichts; nur sie selbst registrierte, dass nichts mehr stimmte. Ihre Schützlinge vertrauten sich ihr an wie in jedem Winter: Diese erfahrene Skilehrerin kannte die Bergwelt bis weit hinauf in die Dreitausender, war vorsichtig und auch mit schwierigen Wetterverhältnissen vertraut. Die Gruppe – auch Kinder waren dabei – fuhr gut, sie wünschte, zur Gipfelstation gebracht zu werden.

Der Ausflug gedieh für Andrea zum blanken Horror im Schnee. Sie litt in diesen Stunden an ihrer Riesenverantwortung mehr noch als unter den Schmerzen, fühlte sich vernebelt und orientierungslos. Dabei musste sie doch die Sicherheit ihrer Gäste gewährleisten. Diese gefrorene Trauma-Landschaft aus Nebel, Schwindel und Schmerz war nicht die Winterwelt, die sie bisher gekannt und über alles geliebt hatte. Wenn sie vom Schnee schwärmt, der pulvrig oder hart das Gleiten der Skier empfängt und Fahrgenuss gibt, dann vertreibt ein Leuchten auf dem Gesicht alles Deprimierte sogar jetzt noch, wo sie mit dem bloßem Sitzen Mühe hat. – Ohne zu begreifen, was mit ihr los war, begleitete Andrea ihre Gäste wie sonst den ganzen Tag. Sie wusste kaum noch, wo sie stand und fuhr. An jenem Tag und noch lange darüber hinaus hatte sie Illusionen. Variantenreiche Selbsttäuschungen redeten ihr ein: »*Ich* schaffe ja alles, ich habe doch gar nichts.« »Darüber schlafen und auf die Zähne beißen« waren Bannformeln ihrer Verleugnung. Dennoch verhielt sie sich umsichtig und suchte einen Arzt auf, als sich nach zwei Tagen nichts besserte. Auf den Röntgenaufnahmen sah man die Steilstellung der HWS und definierte das Leiden als Schleudertrauma. Physiotherapie und Halsmanschette wurden verordnet, aber die Symptome verschlimmerten sich. Andrea berichtet mit verhaltener Wut: »Ein Spezialarzt hieß mich zur Untersuchung den Pullover ausziehen und befand: ›Es ist gut.

Sie müssen nur die Zähne zusammenbeißen. Sie können gehen.‹ Bitter bemerkt sie: »Er nahm es nicht ernst, dieser Orthopäde.«

Ihre Erzählung bricht ab. Wir schweigen eine Zeit lang. Ist ihre stockende Sprache eine Unfallfolge? Ich erkundige mich nur, wie es ihr im Augenblick geht. Die Schmerzen hätten sich seit dem Gesprächsanfang verstärkt, sagt Andrea und fügt ungefragt hinzu, wie mühsam es ihr auch jetzt wieder wird, Sätze zu bilden. Nach einer gewissen Zeit straucheln Gedanken und Satzanfänge übereinander, Buchstaben fallen aus, der Faden geht verloren. Ihre Stimme klingt nun nicht mehr wütend, sondern traurig. In den letzten fünf Jahren ist ein Knäuel aus Anklage, Schmerz und Enttäuschung entstanden.

Die Hoffnungslosigkeit ist fast greifbar

Wir machen unfreiwillig Pause, wie so oft, wenn Andrea etwas tun will oder muss. Nur nicht vom Schleudertrauma sprechen. Auftanken. Der Blick wandert zum Fenster hinaus. Die Bergwelt draußen – eine grausam schöne Aussicht für Andrea: »Für mich gibt es kein Skifahren mehr dort oben im Schnee ...« Es ist zum Weinen, wie diese sportliche, dynamische Seele in einem Körper gefangen ist, der gar nichts mehr mitmacht und immer mehr Schmerzen und medizinisch ungeklärte Verdickungen, Schwellungen und Knoten produziert. »Wenn ich mich bloß damit abfinden könnte ...«, hadert Andrea. Mechanisch, sagt sie, funktioniere zwar alles mehr schlecht als recht und mit Schmerzen, nur dass sie sich dabei wie ein Zombie fühle. Sie ist nicht querschnittsgelähmt und es fehlt ihr kein Körperteil – aber sie fühlt sich amputiert von ihrer ganzen Lebendigkeit, nur dass das niemand sieht. Andrea schafft es nicht, wie sie gerne möchte, ein für alle Mal einen Schlussstrich zu ziehen unter ihr einstiges Leben und sich zu sagen: Jetzt ist das halt nicht mehr und basta. Sie kreidet sich an, diese psychische Leistung trotz psychotherapeutischer Hilfe nicht hinzukriegen.

Ein langer Leidensweg

»Mit *diesen* Skiern fahre ich keinen Meter mehr«, hatte sie sich gesagt und sie zum Nachschleifen gebracht. Dummerweise tat sie das; es hätte eventuell eine Haftpflicht der Firma bestanden. Als weitere Arzt- und Physiotherapiebesuche an ihren Unfallfolgen nichts änderten, bekam Andrea im Sommer etwa drei Wochen lang ambulante Behandlungen in einer Rehabilitationsklinik. Ihr Fazit: »Es hat gar nichts gebracht. Man machte mich mit dem Herumziehen an mir halb wahnsinnig, aber das verstärkte die Schmerzen nur.« Das Positive aber: Dort wurde endlich ernst genommen, dass sie über geistige Schwierigkeiten klagte wie: »Ich kann mich überhaupt nicht konzentrieren. Ich vergesse alles, kann nicht mehr lesen, nichts verarbeiten, bin und weiß nichts mehr.« Beim Hausarzt hatte sie schon sehr früh über ihre Zerfahrenheit geklagt. Er hatte das damit abgetan, dass er selber auch manches vergesse.

Obwohl die neuropsychologischen Resultate niederschmetternd waren, ist sie im Rückblick dankbar, dass die Abklärung ziemlich bald erfolgte. »Ich höre nämlich von Betroffenen, bei denen das nach zwei Jahren noch nicht abgeklärt war. Manche Leute nehmen diese Dinge ja selbst nicht ganz wahr oder bringen sie nicht in Verbindung mit dem Schleudertrauma.«

Die Beeinträchtigungen durch die Konzentrationsverluste erweisen sich bis heute als einschneidend. Da es ein Zurück in den Beruf nicht gab, erlebt Andrea die Zerstreutheit vor allem im Haushalt: »Ich mache etwas, zehn Sekunden später weiß ich nichts mehr davon! Das führt dazu, dass ich mich laufend kontrollieren muss. Ich fülle die Wäsche in die Maschine und weiß hinterher nicht mehr: Habe ich die richtige Temperatur gewählt? Habe ich überhaupt Wäsche eingefüllt? Ist Pulver im Fach? Was mir schon alles passiert ist, einfach sagenhaft!« Und dann: »Dauernd sind die Kochplatten angestellt! Eine ist dadurch inzwischen schon völlig ausgebrannt. Ach, da gibt es hundert solche Sachen. Einmal musste ich die auch für eine IV-Abklärung (Invalidenversicherung) auflisten. Oder beim Kochen: Immer ist etwas angebrannt! Darum koche ich nicht mehr gerne – es ist mir ein Horror. Für meinen Mann und mich alleine geht das gerade noch. Aber schon wenn die ganze Familie zu viert am Tisch ist, ist das ein Riesenstress. Das schaffe ich kaum noch. Das Ganze ist noch mühevoller dadurch, dass immer wieder der Selbstvorwurf dazukommt: Warum habe ich jetzt schon wieder ... und müsste es dabei doch wissen! Man macht bei sich selber immer wieder ... eine Feststellung, die übrigens auch stimmt ... Es ist einfach eine Tatsache, ich habe den Faden verloren. Immer verliere ich den Faden. Warum?«

Andrea braucht eine längere Pause. Wir blicken zum Fenster hinaus. Selbstzweifel, Wut, Hader – an diesen Bergen prallt alles ab. Andrea wirkt müde. Sie sinniert schließlich: »Ist dir aufgefallen, was hier fehlt? Hier gibt es wenigstens keine Skilifte und Bergbahnen, die mich an früher erinnern. Hier gibt es wenigstens keine Gäste, die mit Skischuhen und ihren Brettern durchs Dorf stapfen. Hier im Ferienhaus muss ich weniger traurig sein als daheim, wo alles um mich vom Wintersport geprägt ist.«

Fragt man sie, was für einen Reim sie sich als Bewegungsfan auf all die Symptome in Kopf und Körper machte, erwähnt sie als Erstes, aber ohne Vorwurf, den Hausarzt, der einfach zu wenig vom Schleudertrauma gewusst habe. Darüber sei sie ins Grübeln gekommen. »Man beginnt sich zu fragen, was man hat. Ich fing auch an, Fachliteratur zu suchen, besonders als ich aus der Rehabilitationsklinik zurückkam und alles eigentlich noch schlimmer geworden war als vorher: der Schwindel, die Kopf- und Nackenschmerzen und vor allem diese auffälligen Konzentrationsstörungen.

»Ich fühle mich wie eine Achtzigjährige«, äußert sie wiederholt. Andrea ist nur gut halb so alt. Bis vierzig hatte sie vor allem die Kinder betreut und Familienarbeit geleistet. Als die Kinder flügge wurden, widmete sie sich verstärkt dem Sport, baute sich die berufliche Karriere auf und lernte intensiv Sprachen. Sie frischte neben dem Englischen das Italienische auf, lernte Spanisch, um ihre internationalen Gäste besser betreuen zu können, und engagierte sich beruflich mit Haut und Haaren. Man glaubt es ihr. Andrea ist eine Kämpfernatur. Wegen der vernichteten sportlichen Existenz wäre diese Frau noch nicht am Boden – aber dass bis jetzt kein Neuanfang zu finden ist, *das* ist ihr schier unerträglich. »Nicht kämpfen können, das ist für mich sehr schwierig. Es ist zum ...« Und wiederum verschlägt es ihr die Sprache.

Ärger als Schmerzen trifft sie das. Das Schleudertrauma behindert oder untergräbt gar den sprachlichen und sozialen Kontakt durch die Zerstreutheit und Ermüdung beim Reden. Die muskulären und artikulatorischen Schwierigkeiten beim Formen der Laute werden als lästig erlebt. Nur Klagen rauschen daher, Klagen wie die, dass manche Worte unglaublich lange brauchen, bis sie endlich auf der Zunge liegen. »Was soll ein anderer damit anfangen? Er weiß überhaupt nicht, was los ist, und denkt ...« Keine neurologische Störung, eine Hemmung hält Andrea hier davon ab auszusprechen, was gesagt werden will. »*Das* ist es doch, was sie denken: Geistig nicht ganz normal!« Ihr rassiges Temperament durchbricht sekundenlang den Panzer aus Resignation, als sie sich an die Stirn tippt. »Ja, ich bin zwar sehr verlangsamt. Aber ich kann wohl noch einiges machen, halt nur in meinem Rhythmus. Wenn ich etwas

Schriftliches erledige, brauche ich ganz, ganz verrückt viel Zeit. Es darf nicht ein Brösmeli (Krümchen) Stress dazwischenkommen. Sonst wird die Schmerzintensität hoch, so hoch, dass nichts mehr läuft.«

Ein Schmerz längs dem Nacken ist immer da. Wenn es ganz furchtbar traurig wird, und das geschieht nicht selten, zieht er bis ins Gesicht, oftmals auch von den Ohren nach vorn über den Hals. »Stell dir am besten einen Strick um den Hals vor. Bei jeder kleinsten Anstrengung zieht es ihn stärker zusammen – etwas, was kaum jemand im medizinischen Bereich wahrhaben will. Die schieben es aufs Psychische oder weiß der Kuckuck was sonst, jedenfalls auf etwas nicht ganz Richtiges.« Andrea fühlt sich dadurch verletzt. Nicht nur die Schmerzen im Kopf, im Hals und im Nacken sind quälend. Es ist so weit, dass der ganze Körper betroffen ist, von Kopf bis Fuß. Ihre sehr starken Schmerzen in den Weichteilen sind als Fibromyalgie deklariert worden. – Wieder muss sie fragen: »Wo waren wir stehen geblieben?«

Wir sprechen von der unsichtbaren Behinderung, die ein Schleudertrauma bewirkt. Niemand sieht es. Dem MRI-Bild, auf dem man nichts sah, wurde Gültigkeit verliehen, nicht Andreas Schilderungen von ihren Schmerzen. Nie wirklich geklärte Schmerzen, die leider manchmal auch giftige Phantasien hochschießen lassen: »Die will die Versicherung genießen. Die will einfach nicht mehr arbeiten.« Auch zu Andrea drangen solche Sprüche. Die taten weh. Sie grübelt: »Gell, da gehst du umher, siehst dabei gut aus ... es gibt sehr schwierige Momente von Unverständnis. Du leidest und leidest! Die Familie, alle zusammen leiden und niemand erfasst, was da abläuft.« Die Not der aufgebürdeten Beweislast wiegt schwer, viel zu schwer.

Ich möchte mehr über den Rheumatologen hören. »Auf ihn hatte ich recht viel Hoffnung gesetzt. Erst sandte er mich dringlich zum MRI. Es war fast wie zu erwarten: nichts sichtbar. Bei meinem nächsten Besuch reagierte er ganz komisch: Er unterschrieb zwar den Unfallschein für den Arbeitgeber, den ich von Zeit zu Zeit vorlegen musste, sagte mir aber, wenn ich jetzt nicht bald wieder die Arbeit in der Skischule aufnähme, würde ich das nie mehr schaffen. Sein Rezept für mich hieß ›rennen und joggen‹. Dann hätte ich endlich wieder mein Adrenalin – und alles sei wieder gut ... Damit war ich aus der Praxis entlassen. Als Letztes weinte ich im Sprechzimmer, denn ich kam mir vor wie ein geschlagener Hund.«

Eine liegen gebliebene Zeitung half endlich weiter. Diesem Fund verdankte Andrea eine Wendung zu etwas mehr Lebensqualität. Sie entdeckte, dass es einen Schleudertrauma-Verband gab! »Das sagt dir ja auch kein Mensch, dass es so etwas gibt! Jedenfalls musste ich alles selbst herausfinden. Es ist wirklich ein verrückter, einsamer Weg, den man da geht. Und niemand aus dem medizinischen Bereich weist einen darauf hin!«

Durch den Verband fand sie einen neuen Arzt sowie einen Physiotherapeuten, der auch mit der Craniosacral-Therapie arbeitet. »Der Arzt kann zwar auch nichts machen, außer mit Akupunktur den Schmerzpegel etwas herunterzuholen. Aber er ist ein angenehmer Mensch, der nie drängt nach dem Motto ›Jetzt sollten Sie sich aber mal einen Ruck geben‹.« Dass dieser Arzt sie nicht bedrängt und beleidigt, ihre Klagen ernst nimmt, alternative Therapien befürwortet, keine Behandlungsvorschläge über ihren Kopf hinweg macht und gemeinsam mit ihr einen medikamentös zurückhaltenden Weg sucht, auf dem er ihre Hilflosigkeit so weit wie möglich solidarisch teilen kann, empfindet sie bereits als unschätzbare Unterstützung.

Vor allem die Craniosacral-Therapie verschaffte ihr ein wenig der so dringend vermissten Entspannung und brachte etwas Lockerung und mehr Atem in den verhärteten Körper. Endlich fand Andrea mehr Ruhe, vor allem auch Nachtruhe und Schlaf. Die Arzt- und Therapiebesuche sind mit den zum Teil sehr langen Anfahrtswegen allerdings bis heute aufwändige Angelegenheiten. Mit dem Auto fährt Andrea nämlich schon lange nicht mehr selbst. »Ich kann nicht mehr Gas geben, bremsen, schauen, schalten«, sagt sie, ohne ein einziges Wort des Bedauerns.

Ein paar Versuche, wieder Skiunterricht, zum Beispiel Kurse für Anfänger, zu geben, scheiterten. Das Bewegungsgefühl ist ruiniert. Ebenso die Feinmotorik. Ob auf Skiern oder bei der Gymnastik: Der Körper weiß in seiner Starre nicht mehr, was er machen soll, wenn eine Bewegungsabfolge verlangt ist. Ob rechts oder links, was zuerst und was danach, kann die einstige Sportinstruktorin nicht mehr entscheiden. »Das macht mir schon sehr zu schaffen. Bewegung war meine Stärke: Sport, aber auch das Weitergeben an junge Leute oder die Gäste. Mein ganzes Leben hatte stark aus Bewegung bestanden, *damals*.«

Ausgerechnet ab dem Zeitpunkt, als Andrea die ihr gemäße ärztliche und therapeutische Begleitung gefunden hatte, wurde der Kontakt mit der Versicherung beschwerlich. Die Leistungen seien erschöpft, hieß es. Man offerierte einen Beitrag für ein Abonnement an einem Trainingscenter. Überdies planten sie ein Gutachten. Beim Schleudertrauma-Verband hieß es: Da gibt's nur eins: Sofort einen Anwalt beiziehen und zwar bevor das Gutachten stattfindet! Dieser Rat war bitter notwendig.

Den Gang zum Anwalt empfand Andrea wie manch andere Betroffene als großen persönlichen Eingriff in ihr Leben. Aber es sollte sich bald herausstellen, dass dank seiner äußerst fachkundigen und einfühlsamen Unterstützung verschiedene Lasten etwas erträglicher wurden. Bedrückend war vorerst auch der Gedanke an die Kosten: Es war keine Rechtsschutzversicherung da. Beim Blättern in einem Heftchen des Skiverbands stieß sie dann aber auf ein Versicherungsinserat, in dem stand, dass alle Mitglieder des SSV für Schneesportunfälle rechtsschutzversichert seien. »Eine richtige Trouvaille (Fund) war das, denn ich war durch den Skiklub SSV-Mitglied. Es kam das Okay der Rechtsschutzversicherung, sie würden meinen Anwalt rückwirkend annehmen. Das gab etwas Sicherheit. Sonst hätte ich mir inzwischen wohl schon lange nicht mehr einen Anwalt leisten können.«

Die Versicherung setzte eine Begutachtung an, deren Resultat über ihren Kopf hinweg eine stationäre Einweisung in die Rehabilitationsklinik war, die Andrea aus eigener, leider schlechter Erfahrung schon kannte. Angesichts der Verfahren und Anordnungen der Versicherer war die Hilflosigkeit wieder da. »Was soll man machen? Wenn die Gutachter etwas verordnen und ich es ablehne, heißt es später: In XX wäre es bestimmt gut geworden!«

Der Aufenthalt in der Klinik wurde schlimm. Andrea erzählt mit spürbarem Widerwillen davon. Horror ist das Wort, in dem sich alles verdichtet. »Schon die Therapie war eine Katastrophe: Die gingen an den Kopf und rissen daran herum, zum Wahnsinnigwerden. Am Anfang hatte ich eine fähige Maitland-Therapeutin*. Als sie in die Ferien reiste, kam ich zu einem anderen, einem an sich lieben Kerl, der aber vom Schleudertrauma, muss ich leider sagen, keinen Begriff oder ganz falsche Vorstellungen hatte.« Andrea erhielt Trigger-Point-Behandlungen** verpasst, bei denen sie vor Schmerzen fast die Wände hochging. Gut tat nur das Thermalbad.

»Ich war einen Tag wieder daheim, als eine Trigeminus-Neuralgie anfing. Es war grauenhaft. Zum Durchdrehen schmerzhaft! Ich musste nur einen Atemzug nehmen und der Schmerz brachte mich fast um. Ich griff immer wieder zu einem Schmerzmittel, bis es überhaupt nichts mehr nützte. Da merkte

---

* Vom australischen Physiotherapeuten Maitland in den 50er-Jahren begrundete Therapie zur Behandlung von neuro-musko-skelettalen Störungen.
** Eine Ende der 40er-Jahre in der Rheumatologie entwickelte Methode zur Behandlung von Schmerzen. Sie wird ärztlich oder physiotherapeutisch eingesetzt, um Muskelhartspann nach Überlastung oder Überdehnung der Muskeln zu behandeln.

33

ich, dass die Schmerzwelle ähnlich wie eine Wehe zu über-
schnaufen war. Es ist ein Schmerz, wenn du den nie erlebt hast,
kannst du gar nicht nachvollziehen, wie der ist. Er ist stechend,
reißend, bohrend. Wie wenn ein Messer im Gesicht stecken
würde. Er konnte ein paar Mal am Tag kommen, auch noch öfter. Unter Umständen reichte dafür schon Reden, oder der
Wind konnte ihn auslösen, wenn ich draußen war. Zum Glück
half mir da die Osteopathie: Der rasende Schmerz war nach einer Behandlung weg.« Nachdem sie sich in längerem Schweigen wieder etwas erholt hat, sagt Andrea nur knapp: »Ich hätte
es nicht viel länger ausgehalten.«

Zusätzlich zu den Trigeminusschmerzen entstanden in dieser Zeit auch schlimme Kiefer- und Zahnprobleme. Niemand
außer ihr selbst brachte diese mit dem Schleudertrauma in Verbindung. Im Amalgam sah man die Ursache der Probleme.
Man zog ihr mehrere Zähne und öffnete die Kieferhöhlen, weil
dort angeblich ein Amalgamstück drin sein sollte. »Der Kiefer
war aufgemeißelt, das Zahnfleisch aufgeklappt: Da sagten sie
plötzlich: ›Der Fremdkörper ist ja gar nicht zu finden!‹ Sie
machten alles wieder zu und wiederholten die Röntgenaufnah-
me. Sagt mir doch der Zahnarzt zum Schluss: ›Sie, es ist aber
dennoch drin. Jetzt ist das Stück Amalgam wieder sichtbar auf
dem Röntgenbild!‹ Da traf mich fast der Schlag.«

Ob das »Herummurksen« am Kopf in der Klinik die
Schmerzen mit ausgelöst hat? Das ist nicht zu beantworten.
Eins wird aus ihren Worten mit Bestimmtheit deutlich: Sie wird
nie mehr irgendwohin gehen, wo jeder sich das Recht heraus-
nimmt, mit ihr zu machen, was er will. Nach dem verunglückten Aufenthalt in der Rehabilitationsklinik brauchte Andrea
eine psychologische Betreuung. Dass auch die in diesem Bereich
Tätigen längst nicht alle die Problematik und das Unfallbild
kannten, merkte sie bald. Der eine wollte sie mit Psychopharmaka abfüttern, der andere, ein Psychiater, riet: »Verabschie-
den Sie sich nur von der Versicherung, dann wird es schon wer-

den.«[4] Andrea lacht bei der Erinnerung an ihren Besuch in der mit kostbaren Teppichen und Gemälden ausstaffierten Praxis. Ihr Lachen drückt einen trotz allem vorhandenen Galgenhumor aus, der nicht so schnell aufgibt. Sie kann ihn gut gebrauchen, auch im Hinblick auf die materiellen Folgen des Unfalls. »Mein Mann verdient gut. Aber ich hätte ab meinem 45. Lebensjahr vor allem während der Ausbildungsjahre unserer Kinder gern zu den Finanzen beigetragen, umso mehr, als mein Mann, der etwas älter ist als ich, bald in Pension geht. Mit der Invalidenversicherung lief noch gar nichts: Seit fünf Jahren herrscht praktisch Funkstille. Und bei der Unfallversicherung wird so getan, als gäbe es den Haushalt und die Familienarbeit gar nicht.«

Das jetzige Leben ist anders

Vor dem Unfall gehörte es zu Andreas Leben, Sportanlässe zu organisieren, doch selbst aus solchen bewegungsärmeren Aktivitäten hält sie sich jetzt heraus. »Bis mein Mann das begriffen hatte! Er hatte immer das Gefühl: ›Du könntest doch noch wenigstens Tee ausschenken. Oder dies oder das könntest du doch gewiss noch.‹ Ich aber sagte: › Lieber bin ich gar nicht dort dabei!‹ «

Langlauf-Wettkämpfe waren ein anderes Hobby gewesen. »Etwas recht Hartes«, wie sie sagt. Eher, als an einem Steilhang auch nur einmal aufzugeben, ging die Wettkämpferin bis ans Limit und womöglich sogar darüber hinaus. »Das war und ist symbolisch. So ist mein Leben jetzt auch. Es geht schon, verlange ich immer wieder von mir – aber dann kommt der Absturz. Immer die dauernde Überforderung. Ich gebe nicht auf, bis ich zusammenklappe.« Das ist ihre Strategie, sie hilft ihr zu überleben. Und dennoch gelingt ihr das nicht immer. Dann hat sie nur noch den Wunsch nach Ruhe. Nur keine Menschen sehen!

»Es gab x Tage, vor allem im Winter, wo ich im dunklen Schlafzimmer lag, die Türe hinter mir verschlossen, und nicht mehr hinauskam. Das muss für meine Familie ein Horror gewesen sein! Ich habe es bisher noch gar nicht geschafft, rückblickend darauf einzugehen und zu fragen: ›Wie habt Ihr das erlebt?‹ Die jüngere Tochter war damals dreizehn, in einem heiklen Alter, in dem sie mich vielleicht sehr gebraucht hätte. Ich hätte damals aber absolut nichts von mir geben können. Ich war innerlich in mich verschlossen, richtig eingemauert. Bis heute schließt sich alles immer wieder wie eine Kapsel um mich. Auch mit den Gefühlen ist das so: Da ist nämlich keine Empathie mehr für andere; ich bin einfach so selbstbezogen geworden. Ich spüre die anderen gar nicht. Auch für mich ist es schwierig, das zu realisieren. Für meinen Mann ist es auch nicht gerade lustig. Ich war früher immer auf Trab, ging joggen oder schwimmen, unternahm dies oder das, jedenfalls eher fünf Dinge als keine. Und jetzt? Ich mache eigentlich nichts mehr, auch keine kulturellen Sachen. Nichts mehr. Ich mochte zum Beispiel Jazz. Ein Jazzkonzert, bei dem die Leute sich nebenbei unterhalten? So etwas macht mich heute so rasend, dass ich wieder gehen muss. Ich bin nämlich auch äußerst lärmempfindlich geworden. Ichbezogen, das wird man extrem.«

Andrea wirkt aber nicht blind für die Umgebung. Was sich in ihre Eigenwahrnehmung unerbittlich und bis zur Nichtunterscheidbarkeit eingefressen hat, sind Unfallfolgen und nicht Charaktereigenschaften.

Für sie, die sich zuvor fast ausschließlich im Sportbereich bewegt hatte, ist die Zäsur durch den Unfall besonders krass. »Die Leute sind inzwischen alle so gut wie nicht mehr existent«, konstatiert sie. »Ich kann ihnen nicht mehr dasselbe bieten wie vorher. Wir hatten beim Joggen, Langlaufen oder Skifahren spannende Momente. Diese gemeinsamen Erlebnisse gibt es nicht mehr. Was habe ich verkehrt gemacht? Vielleicht findest du gar nichts heraus, außer deine ...« Andrea kann nicht weitersprechen. Danach ist Angst das Thema. Kann es sein, dass der Rückzug auch von Seiten des Umfeldes erfolgt, weil die Menschen sich damit selber vor dem Wissen schützen wollen, dass trotz Vorsichtsmaßnahmen, Sicherheitsgurten und -bindungen letztlich niemand vor dem Trauma geschützt ist?

Das Schwarze-Peter-Spiel der Versicherungen

In einer längeren Pause führt mich Andrea durch den Garten, um auf andere Gedanken zu kommen, aber das Schleudertrauma scheint allgegenwärtig. Zwischen Gartenbeeten und Ringelblumen erwähnt sie den Frühlingstag, der sie und ihren Mann zur Gartenarbeit lockte: Wieder einmal draußen sein, aufatmen, sich betätigen – oh, dafür war sie bereit, ein zusätzliches Schmerzquantum in Kauf zu nehmen. Im Lauf des Nachmittags war es so weit: Der Schmerz verlangte seinen Tribut, ein erstes Schmerzmittel. Es wirkte nicht lange: Der Wunsch, am anderen Tag doch weiterarbeiten zu können, ließ sie erneut zur Pillenschachtel greifen. Mitten in der Nacht dann Übelkeit. Während Andrea ins Bad neben dem Treppenpodest wankte, wurde ihr schwarz vor den Augen. Ohnmächtig stürzte sie die steilen Betonstufen hinunter – stürzte hinunter in eine noch tiefere Abwärtsspirale aus Schmerzen, Angst und Versicherungsgeschichten: Es lagen nun zwei Unfälle vor. Die Versicherung akzeptiert eine Kausalität zwischen Schmerz, Medikament und Treppensturz nicht. Ein neuer Hickhack.

Über die lange Zeit hinweg haben sich einige Symptome verschlimmert, andere, wie die Schlafstörung, bessern sich zwischendurch, wieder andere kommen neu hinzu. Manchmal hat sie auch Mühe mit der Atmung. »Ein Stich, und ich bekomme keine Luft mehr. Die Brustwirbelsäule ist einfach starr – wie einbetoniert. Und so fühle ich mich auch.« Eine hilfreiche Atemtherapie gab Andrea auf, als die Versicherung die Bezahlung einstellte.

Dauerhaft plagen sie auch die unerklärlichen Schwellungen und Knoten in den Füßen und Händen, die einigermaßen erfolgreich mit Lymphdrainage behandelt werden konnten. »Ich meine, solche Hände und Füße, wie ich sie jetzt habe, müsste man doch schon gesehen haben. Aber der Rheumatologe sagte, nein. Es war ihm wirklich schleierhaft, was er machen könnte. Wir haben auch Cortison probiert: Es hat nichts genützt.« Deshalb stellten Andrea und ihr Arzt das frustrierende Herumprobieren mit Medikamenten ein, die bis auf die Nebenwirkungen kaum einen Effekt hatten. »So ziemlich alles scheint entgleist; andererseits weiß niemand, was defekt ist. Heute bin ich so weit, dass ich mir sage, möglichst nur im Notfall ein Schmerzmittel, sonst lieber ein Vitamin-B-Präparat (davon las ich in einem Kongressbericht, der in Rheinfelden zum Thema Schleudertrauma stattfand). Ich habe auch ununterbrochen flimmernde Punkte vor den Augen und fühle mich wie benebelt: Das ist zwar nicht schmerzhaft, aber sehr lästig. Du fühlst dich so unsicher, auch als Mensch. Da fällt der Pegel im Selbstwert jämmerlich hinunter und es ist manchmal schon eine Frage, was das noch für einen Sinn macht.« »Und wenn die Frage kommt?«, wage ich in die lange Stille danach hinein nachzuhaken. Da äußert sich Andrea offen und überlegt, dass sie es als ihren freien Entscheid betrachtet, wie viel sie mitzumachen bereit ist. Da gebe es nicht viel religiösen Background, sagt sie. Lesen? Sie brauche viel Zeit, um das Gelesene zu erfassen. Früher habe sie oft Fachliteratur aus dem Sport- und Trainingsbereich studiert, habe sich auf dem Laufenden gehalten. Umschulung? Andrea lässt sich da keine Hoffnungen machen. Es wäre unmöglich bei dem derzeitigen Ausmaß der neuropsychologischen und physischen Beschwerden. Dabei weiß sie, dass ihr nichts so viel Spaß machen würde wie ihr vorheriges bewegtes Leben. »Das ist ja das Schlimme, dass man immer wieder dem Alten nachträumt, das so schön war. Ja, das Alte ... Lässiges Skifahren auf einem wunderschönen Hang – es gibt einfach nichts in meinem jetzigen Leben, was so schön sein kann wie das. Eine Loipe hinabgleiten ...« Es erscheint das Leuchten in den Augen und eine gewisse Lebendigkeit fließt momentan in ihre Gesten. »Ein schwereloses Schweben. Dafür finde ich keinen Ersatz!« Das Leuchten erlischt. »Dieses Ferienhaus hier bietet mir einen gewissen Halt. Hier bin ich gut verkapselt«, schiebt Andrea dunkel hinterher. In das danach folgende lange, nachdenkliche Schweigen wirft sie das Schwierigste vom Ganzen: »Mich so anzunehmen, wie ich jetzt bin, das fällt mir noch schwer. Ich bin mir selbst eine Fremde.«

Mit vierunddreißig steinalt?

Es geschah im Juni 1998, kurz vor Mittag im dichten Vorortverkehr. Paula war mit ihrem neuen Fahrrad auf dem Fahrradweg unterwegs zur Arbeit. Da schnitt ihr ein Autofahrer völlig unerwartet beim Abbiegen nach rechts den Weg ab. Paula machte geistesgegenwärtig einen Vollstopp und konnte so eine Kollision verhindern. Doch dann überstürzten sich die Ereignisse: Es überschlug sie, in hohem Bogen fiel sie über das Fahrrad. Sie fand sich auf dem Pflaster wieder, neben sich ihr Gefährt leicht verbogen im Sonnenschein blinkend. Der Autofahrer erkundigte sich, ob ihr etwas fehle. Paula verneinte und stand mit weichen Knien auf. Nur Schultern und Handgelenke taten weh. Froh, dass nicht mehr passiert war, fuhr sie weiter.

Bei ihrer nachfolgenden Arbeit in der Küche eines Wohnheims für Behinderte, wo sie als Betreuerin tätig war, verspürte sie Schmerzen im rechten Arm. Noch nie waren ihr die Geschirrkörbe aus der Spülmaschine derart schwer vorgekommen. Und sie war unglaublich müde. Am nächsten Tag ging sie sicherheitshalber zum Röntgen. Es zeigte sich nichts, obwohl die Schulter sehr weh tat. Mit einem schmerzstillenden Gel und einer Woche Schonung ging das gut vorbei, sodass sie sich schon freute: Glück gehabt!

Es war leider eine Täuschung. Zuerst schien bloß die Freude am Radfahren abhanden gekommen zu sein. Unsicherheit und Angst sowie die heftigen Adrenalinstöße, die ihr im Straßenverkehr plötzlich hochkamen, schob sie auf ihre psychische Verfassung, die nicht gut war. Geschichten von früher kamen nämlich in ihr hoch und brachten ihr psychisches Sein zunehmend ins Wanken.

Die Symptome zeigten sich Monate später

Der Unfall hatte sich im Juni ereignet, doch erst Ende des Jahres geriet sie in den Zustand, dass sie oft weinte, stets unerklärlich müde war und heftige Kopfschmerzen hatte. Über die Monate hinweg, erst nach und nach, scheinbar aus dem Nichts waren diese Symptome aufgetaucht. Sie fühlte sich jedoch primär seelisch als Wrack. »Ich bin psychisch angeschlagen«, war ihre eigene Erklärung damals.

Wir sitzen am Küchentisch in der neuen, frisch bezogenen Wohnung. Paula fühlt sich vom Umzug, dem Tragen und dem vielen Aus- und Einräumen der letzten Tage zerschlagen. Vorläufig lebt sie inmitten eines Provisoriums, es türmen sich Schachteln und Bücherstapel. Vieles muss noch eingeräumt werden. Dabei ist sie so angewiesen auf eine ruhige Umgebung, auf ihr Bett, ihre Stube, die feste Ordnung, die sie ihren Siebensachen so gerne gibt. Häuslich sei sie geworden, erzählt Paula später, ihr Bett sei ihr der wichtigste Zufluchtsort.

Ursprünglich als Handwerkerin ausgebildet, war Paula nun sozial und therapeutisch tätig. Die junge Frau hatte sich, noch bevor der Unfall geschehen war, für eine Ausbildung in Craniosacral-Therapie angemeldet. Als sie dafür ungefähr ein halbes Jahr nach dem Unfall selbst Craniosacral-Behandlungen nahm, geschah Seltsames: Paula wurde dabei fast ohnmächtig. Sie ertrug die subtilen Berührungen an Kopf und Hals nicht. Die Therapeutin erkundigte sich, ob sie einen Unfall gehabt habe. Paula wusste nicht, was die Frage sollte: »Nein«, antwortete sie spontan. Aber dann berichtete sie doch von dem Sturz, den sie fast vergessen hatte. Sie fiel aus allen Wolken, als die Therapeutin ihr erklärte, sie vermute ein Schleudertrauma.

Im Nachhinein kann Paula es selbst nicht verstehen. Warum hatte sie nicht Verdacht geschöpft? Im Vergleich zum Durchschnitt, für den das bestenfalls ein Wort ist, wusste sie als Alexander-Technik-Lehrerin und Therapeutin doch eine Menge über das Schleudertrauma. Und hatte sie nicht schon Menschen mit Schleudertrauma-Symptomatik behandelt? »Nie hatte ich gedacht, dass mir so etwas passiert«, konstatiert Paula. »Ich wusste doch, dass sich Symptome erst Monate später zeigen können, und nun war ich plötzlich selber drin! Aha, *so* ist das – es war verrückt für mich«. Die Tatsache, dass der Unfall sie doch verletzt hatte, holte sie ein.

Auf Craniosacral-Therapie reagiert Paula bis heute manchmal durchaus mit Wohlbefinden, ab und zu aber auch mit Kälte und Schlottern. Aufgrund ausgerenkter Rippen schickte ihre Therapeutin sie zur Chiropraktik. Dem Horror, den sie bei der Vorstellung empfand, sich an der Wirbelsäule, womöglich am Kopf, manipulieren zu lassen, wich sie vorerst aus und versuchte es mit Osteopathie. Es folgten Irrwege und Umwege auf der Suche nach geeigneten Methoden und Ausübenden mit genügend Wissen und Sensibilität im Umgang mit dem so umfassenden und schmerzhaften Syndrom. Hinzu kam, dass sie sich mittlerweile kaum mehr anfassen lassen oder auf einen Behandlungstisch legen konnte. Endlich jedoch fand Paula zu einer sehr achtsamen Chiropraktikerin. Ihr Zustand besserte sich, auch wenn sie immer wieder zum Rippeneinrenken musste. Lieber wären ihr Kino oder Ausgehen gewesen; doch daran war nicht mehr zu denken.

Alte Geschichten kamen hoch

Paula hatte nun zwar die Erklärung und teilweise Linderungen für ihre veränderte, seltsame und schmerzhafte Befindlichkeit und das nahezu ununterbrochene Kopfweh, doch das verschaffte ihr wenig Erleichterung. Sie brachte auch eine schwierige Lebensgeschichte mit, erwähnt sexuelle Übergriffe und Vergewaltigung. Das Hinzukommen der neuen Last erlebte sie als unbeschreiblich erdrückend. Ein fortgesetztes Ich-kannnicht-mehr bedrohte nun Tag und Nacht, ohne Pause Person und ganze Existenz. Sie fühlte sich am Rande der Kräfte. In Panik vor dem, was ihr an zusätzlicher Lebenslast zugemutet war, ließ sie sich Psychopharmaka verordnen, zumal sie zuvor schon (im Rahmen ihrer Ausbildungen) mit einer ärztlichen Psychotherapie begonnen hatte. In ihrem verzweifelten Zustand empfand sie die Medikamente als Unterstützung. »Sie halfen mir, dass ich bleiben konnte«, sind die Worte der jungen Frau zwischen Umzugsschachteln, Plänen für die Wohnungseinrichtung und rasendem Kopfschmerz. »Ich hatte nichts mehr zu verlieren. Wie ich diese Zeit hinter mich brachte, weiß ich nicht mehr. Es war nur noch ein leeres Funktionieren«, schildert Paula die Abwärtsspirale, die sie immer tiefer wie ins Bodenlose sog.

Verständnis am Arbeitsplatz bekam sie erst viel später, als es ihr wieder etwas besser ging und sie sich bei einer Teamsitzung dazu entschloss, endlich von ihrer Situation zu sprechen. Auch Paula hatte man äußerlich kaum etwas angesehen und ihr Klagen offenbar nicht richtig eingeschätzt. Man habe das an ihr eben nicht gekannt, dieses ›Ich kann nicht mehr‹, ›Ich mag nicht mehr‹, ›Ich schaffe es nicht‹, entschuldigten sich die Kolleginnen und Kollegen. »All das löste viel aus, vor allem Resignation«, sagt Paula, »ein Verlauf, den Hunderttausende mitmachen.« Auch in ihrer privaten Umgebung war meist einer kurzen Kenntnisnahme ein rasches Vergessen gefolgt. Schnell und selbstverständlich ging man davon aus, dass das irgendwann vorbei sei.

Paula wurde zum Stubenmenschen, schon weil sie Lärm nur noch schlecht vertrug, besonders aber auch wegen ihrer ständigen Angst. Früher hatte sie gerne getanzt, dies seither jedoch nicht mehr getan. Bis heute ist sie bewegungsmäßig eingeschränkt.

Die fehlende Schutzhülle

Menschenmengen meidet Paula, weil sie ihr drinnen wie draußen schlecht erträglich sind. »Es erträgt so wenig«, schildert sie den fragilen Zustand, in dem sie sich nun schon seit zwei Jahren befindet. Sie umschreibt damit ein Schleudertrauma-Symptom, das zu den am wenigsten fassbaren gehört, aber folgenreiche persönliche Konsequenzen hat. Dieses Nichtsmehr-Ertragen vertreibt Kolleginnen und Freunde und bringt soziale Netze zum Schrumpfen. Paula hatte zum Beispiel auch in einem Chor gesungen, ging nun aber nicht mehr zu den Proben, weil sie mit dem Rad nicht mehr auf der holprigen Straße fahren mochte und ihr auch der Bus zu viele Schläge in den Kopf gegeben hätte. »Ich mag einfach nicht«, ist eine weitere große Beschwernis, mit der sie auf verbreitetes Unverständnis stößt. Seelisch und körperlich ist Paula abends nach der Arbeit erschöpft. Kopfschmerzbedingt ist alles anstrengend geworden, und nach wie vor braucht sie viel Schlaf. Wacht sie in der Nacht auf, kann sie nicht mehr einschlafen; am Morgen dauert alles lange. »Deshalb mag ich einfach nicht mehr wie andere Abmachungen treffen, Freunde einladen, Feste feiern – mir ist das alles zu viel.«

Paula kennt Situationen, in denen alles diffus wird und verschwimmt. Habe ich das wirklich erlebt oder bloß geträumt, fragt sie sich dann. Schutzbedürftig fühlt sie sich; eine Wand hinter sich zu wissen tut ihr gut; sich ins Bett zu legen hilft: »Am besten ist es, eine Decke über mich zu ziehen und darunter zu verschwinden.« Oft ist ihr am ganzen Körper kalt, besonders aber an den Füßen. Es fühlt sich für sie manchmal an, als wäre sie erst von den Knien an da. Am Kopf und an den Füßen braucht sie besonderen Schutz. »Kennst du das auch?«, fragt Paula, denn sie hat noch kaum mit jemandem darüber gesprochen. Zu tief greifend ist die Erfahrung, schon mit fassbareren Symptomen wie den Schmerzen nicht ernst genommen zu werden. Wenn jemand ihr zu nahe kommt – und sei's mit einer freundschaftlichen Umarmung –, reagiert Paula bis heute mit unangenehmen Empfindungen.

Arbeit und Freizeit

»Bei der Arbeit eine Ausnahme zu sein liegt nicht drin, denn jeder glaubt, man drücke sich«, erzählt Paula. Dabei ist der pflegerische Aufwand im Wohnheim anstrengend: Viele der erwachsenen Behinderten sind schwer, unruhig und laut. Paula müsste sich nach einer leichteren Stelle umsehen, findet vorläufig dafür aber nicht die Energie. Wenn sie Verschiedenes auf einmal tun oder bedenken muss, verliert sie den Überblick und kann gar nichts mehr. Dann dreht sich in ihr der Gedanke: Ich schaffe es sowieso nicht. Sie muss sich alles aufschreiben. »Ob das altersbedingt ist?«, fragt sie sich als noch nicht einmal Mittdreißigerin. Dabei verzieht sie das Gesicht zu einem Lachen. »Ich komme mir steinalt vor.« Sie meint herauszuspüren, wie andere sie komisch finden, weil sie früher heimmuss oder bestimmte Dinge, wie rauchige und lärmige Räume, als extrem störend empfindet.

Trotz allem ist da immer wieder der Kampf, bestimmte Aktivitäten nicht aufzugeben, wie zum Beispiel das Joggen. Doch Paulas Genugtuung, sich dazu trotz Bedenken aufgerafft zu haben, weil Bewegung und frische Luft gut tun, ist meist von sehr kurzer Dauer: Die Laufschritte hämmern bald unerträglich in den Kopf. Dann gibt sie das Joggen auf und spaziert mit ihrem Brummschädel langsam weiter, bemüht, so zu tun, als wäre nichts. Wenn sie die anderen ihre Runden ziehen sieht, plagt sie aber nicht nur der Schmerz im Kopf. Ihr ist dann, als zöge das Leben an ihr vorbei, und dieses Gefühl nagt an der jungen Frau. Manchmal erträgt sie es nicht einmal, ihre Haare zusammenzubinden. Sie trägt ihr halblanges Haar darum meist offen. In den Ohren stört ein permanenter Druck. Zugleich ist Paula froh, inzwischen wenigstens vom Dauer-Kopfweh befreit zu sein: Zeitweise hatte sie bestenfalls einmal für eine Stunde keine Kopfschmerzen gehabt. Es ist zu einer Überempfindlichkeit gegenüber jeglichen Schmerzen gekommen, auch den Menstruationsbeschwerden. Keine Medikamente nützten mehr. Paula hatte begonnen, Cola zu trinken, hoffte, das Koffein bringe Erlösung von dem Gefühl, nie mehr ganz präsent zu sein.

Wie geht's? – Eine schwierige Frage

»Sogar im therapeutischen Umfeld wird mir oft unausgesprochen vermittelt, dass ich mich rechtfertigen muss«, klagt sie. Die Frage »Wie geht's?« wird öfters auch mit einem gewissen Unterton gestellt. Doch Paula kann nicht einfach »gut« sagen. Es geht ihr nicht gut, wenn sie Umzugskisten tragen muss, es geht ihr nicht gut, wenn sie jemanden aus dem Rollstuhl heben muss, aber es geht ihr gut, wenn sie in ihrer Wohnung ist. Mehr als einmal machten ihr TherapeutInnen trügerische Hoffnungen, als wüssten sie Bescheid und könnten das Kopfweh wegbekommen. Ließ Paula sie gewähren, folgte hinterher aber nicht selten eine Migräneattacke. »Sie hatten schnell eine Diagnose, wie ›Du hast gar kein Schleudertrauma, sondern einen Schiefstand im Becken‹, und sie behandelten mich oft viel zu handgreiflich.« Dass sie über ihren eigenen Körper besser Bescheid weiß, wurde in ihrem Fall nicht von ärztlicher, sondern öfters von alternativtherapeutischer Seite ignoriert. Heute bleibt Paula bei schnellen Prognosen oder Versprechen skeptisch. »Wenn jemand an Kopfweh oder länger dauernder Migräne leidet, egal weshalb, ob durch ein Schleudertrauma oder nicht, soll er ernst genommen und wie ein rohes Ei behandelt werden«, verlangt sie mit Nachdruck.

An die Zukunft mag Paula gar nicht denken. Sie muss tageweise planen und von Tag zu Tag schauen, was und wie es geht. Sie komme sich wie eine Achtzigjährige vor, sagt sie.

Im September war sie für drei Wochen in einem Meditationszentrum, wo sie sich erholte und neue Zuversicht ins Leben bekam. Ob sie sich zurückzog oder etwas »komisch« war, wie sie sich selber im Schmerz beschreibt, dort fühlte sie sich angenommen. Draußen im Alltag erlebt sie das leider nicht so. »In der Gesellschaft muss ich mich immer dafür rechtfertigen, wie ich bin.« Zusätzlich rechtfertigen muss sie sich, weil sie nur einen Fahrradunfall hatte, wobei sie das Auto nicht einmal berührte und auch ihr Kopf den Boden nicht. »Manchmal habe ich genug davon, mich ewig rechtfertigen zu müssen für das, was ich habe. Es reicht jetzt, ich möchte mich noch bewegen wie eine Vierunddreißigjährige.«

»Weil mir so vieles verleidet ist, mache ich oft lieber überhaupt nichts, hocke zu Hause vor der Fernsehkiste oder liege auf dem Teppich oder im Bett.« Die wenigen, mit denen sie noch Kontakt hat, spricht sie gar nicht darauf an. »Was, du bist schon wieder müde?«, hieße es sonst. Ohnehin nimmt sie an so gut wie keinen gemeinsamen Freizeitaktivitäten mehr teil. Was sie hat, ist niemandem wirklich präsent, denn »ein Etikett ›Schleudertrauma‹ trage ich ja nicht. Wegen der Unsichtbarkeit des Leidens wird man schnell in eine Ecke geschoben: Ist halt psychisch nicht ganz auf der Höhe.«

Paula ist seit ihrem Unfall ein anderer Mensch geworden, zurückgezogener. Aber ab und zu meldet sich eine Lust auszubrechen, und das macht Hoffnung. Der Verlauf scheint sich weiterhin zu bessern, und tief innen vibriert zeitweise auch schon ein verheißungsvoll vitales, fast rebellisches Gefühl: He, so alt bin ich doch noch gar nicht!

Vierzehn Jahre Schleudertrauma

Friedrichs schwarze Kleidung bewährt sich als Erkennungszeichen; äußerliche Merkmale seiner anerkannten Schwerbehinderung trägt der mir noch unbekannte Mann ja keine. Wir fahren mit dem Wagen zu seiner kleinen Zweitwohnung, einer Absteige für ihn allein, da er das Zusammensein mit seiner Freundin und der kleinen gemeinsamen Tochter öfters nicht erträgt. Im Zimmer – viele Bücher, Klavier und CDs – hängt wie ein Nachtschatten das Thema unseres Gesprächs: vierzehn Jahre HWS-Distorsionstrauma. Friedrichs tragfähige Psyche, ausreichende Ruhe und ein den Umständen angepasstes Leben konnten den Rohling Schleudertrauma in langer Zeit etwas abschleifen, aber nicht abtransportieren. Er hockt in Friedrichs Leben, das zu einem wesentlichen Teil davon ausgefüllt ist.

Vorher war alles ganz anders gewesen. Friedrich bewältigte mit Leichtigkeit ein großes Arbeitspensum. Ein Workaholic scheint der Studienreferendar für Mathematik und Physik trotzdem nicht gewesen zu sein. Sein Leben davor kannte gesunde Rhythmen von Anstrengung und Nichtstun. »Je nachdem, ob's Sommer oder Winter war: um fünf oder sechs Uhr morgens aufstehen, ins Auto, der Sonne entgegen über den Bergrücken fahren und ab halb acht unterrichten«, beginnt er die Schilderung seines früheren Tagesablaufs. Kam er nachmittags von der Schule, legte er die Beine hoch, trank eine Tasse Kaffee, manchmal auch mit einem kräftigen Schuss Cognac, wie er anmerkt, und vertiefte sich in die Zeitung. Oft setzte er sich dann abends nochmals an den Schreibtisch, um sich vorzubereiten oder zu korrigieren. »Das war gut!«, kommentiert Friedrich wehmütig sein damaliges Leben; dann verstummt er, der kurzen Nostalgie folgt ein bedrücktes Schweigen. »Das *war* gut«, schiebt er schließlich nach. Diesmal ist es, als schmecke ihm die Vergangenheitsform bitter auf der Zunge. Sein Leben danach hat die Freude und den Rhythmus verloren. Wie lange noch? Irgendwann im Lauf der Zeit verschwand diese Frage. Schleudertrauma- oder Distorsionstrauma-Beschwerden haben keine Halbwertszeit. Mit dem Ausdruck könnte Friedrich etwas anfangen: Er ist Physiker, der seine Diplomarbeit zu einem Thema der Kernphysik geschrieben hat.

Als Erstes vertraute sich der Wissenschaftler und Lehrer der Schulmedizin an. Als ihm diese nicht half, versuchte er noch manches Weitere, um die Folgen seiner Verletzung zu überwinden, eine langjährige Psychoanalyse eingeschlossen. Schmerzfrei wurde er auch durch die nicht, aber ihm erwuchs durch die »talking cure« eine Freiheit im Benennen der Dinge von außergewöhnlichem Maße. Er nimmt sich heraus, von Verschwiegenem zu berichten: von seinen sexuellen Einbußen durch das Distorsionstrauma, welche in den Befunderhebungen keinen Niederschlag fanden, ebenso wie von den Perversionen der Versicherungs- und Gutachterindustrie.

»Das ist ein bisschen intim, gehört aber auch dazu: Meine Freundin lag im Bett, während ich daneben bis zwölf, eins arbeitete. Wenn ich dann ins Bett ging, schliefen wir miteinander«, ruft Friedrich die Vergangenheit wach. Und guter Schlaf bis zum nächsten Morgen verstand sich damals von selber. Freitagabends besuchte er seine Stammkneipe. Den Samstag verbrachte er mit Einkaufen, Bummeln und Spazieren mit der Freundin. Am Sonntag nach dem Frühstück ging die neue Arbeitswoche los. Dazwischen gab es die goldene Freiheit der Schulferien. – Tempi passati: Ferien macht Friedrich schon seit Jahren kaum mehr. Zu schrecklich waren die Erfahrungen, mit grässlichen Schmerzen unterwegs zu sein und zusätzlich anderen damit zur Last zu fallen. Am wohlsten ist es ihm in seiner Klause, wo ihm eine nahe Apotheke und für den Fall von nächtlichen Schmerzattacken der ärztliche Notfalldienst schon genügen.

Der Unfall und seine Folgen

Es passierte 1985, drei Wochen Marokko zusammen mit seiner damaligen Freundin lagen noch kaum zurück. Friedrich fuhr mit Kollegen in seinem Auto nach Schulschluss in Richtung Feierabend. Sie waren mit etwa 70 Stundenkilometern auf einer Ausfallstraße unterwegs. Die letzten Bilder vor dem Filmriss im Kopf führen ihm einen Jungen auf seinem Fahrrad am Straßenrand vor: »Der Junge!«, schafft es die Erinnerung, ihn selbst heute noch regelrecht zu durchfahren, »er macht ja Anstalten, die Straße zu überqueren!« Verhaltener Stolz klingt durch, als er davon berichtet, wie er den Wagen genau mit der Schnauze am Zebrastreifen zum Stehen brachte. Vom Rad abgesprungen, stand der Junge wohlbehalten da. Danach ein Erinnerungsfetzen physischer Art: Unmittelbar nachdem das Fahrzeug zum Stillstand gekommen war, gab es einen kräftigen Schlag auf den Hinterkopf. Für Momente verlor Friedrich das Bewusstsein und fand sich wieder mit dem Kopf auf der Rückbank des Autos. Als weiteres Puzzlestück seiner Erinnerung hört er sich noch verwirrt fragen: Was war jetzt los? Er hatte nicht mitbekommen, wie ihnen ein nachfolgendes Fahrzeug ungebremst aufgefahren und sein Wagen danach viele Meter weit ausgerollt war. Die Fahrerin hatte am Steuer einen Joghurt gegessen. – Trotz allem, was seither auf ihn zugekommen ist: Friedrich bedauert den Stopp nicht. Im Hader liegt er nur mit dem Grad des Verantwortungsbewusstseins jener, die an seinem Schleudertrauma durchaus verdienen und es zugleich bestreiten.

Menschen sind keine Puppen

Sein Auto, ein Kombi, war mit einer Anhängerkupplung ausgerüstet, die in Kontakt mit dem Motorblock des nachfolgenden Fahrzeugs kam, sodass die Kraft statt in die Knautschzone auf den Wagenrahmen geleitet und der Stoß damit unverhältnismäßig hart wurde.[5] Die Anhängevorrichtung hatte größeren Blechschaden verhindert und dafür die biokinetischen Kräfte über das steife Wagenchassis direkt auf ihn zentriert. Über solche möglichen Zusammenhänge wird gewöhnlich nicht aufgeklärt. Die Automobilindustrie benutzt für ihre Versuche Puppen oder Leichen, was keinen Aufschluss darüber gibt, was mit Passagieren bei Auffahrunfällen geschieht.[6] »Ironie am Rande«, witzelt Friedrich, »der Unfall geschah direkt neben dem Krankenhaus.« Er schien keine Veranlassung zu haben, dort hineinzugehen. Gott sei Dank ist nichts passiert, dachte er. Ein schwerer Irrtum.

»Auch am späteren Abend hätte ich nicht zuverlässig definieren können, was ich nun eigentlich hatte.« Eine Prellung an der Lendenwirbelsäule, hervorgerufen durch die abgebrochene Rückenlehne, durfte als vergleichsweise harmlos gelten. Allgemein erschüttert den Physiker Erklärbares weniger. Unheimlich sei es ihm geworden, als Teile seiner Sinnesorgane nicht mehr richtig funktionierten. Er erinnert sich an sein Erschrecken über ihm bislang unbekannte Phänomene. Wenn er zurückblickt, waren es schon damals fast die gleichen Beschwerden, die ihn bis heute quälen. »Ich will die Zeitung lesen – es geht nicht. Erst lassen sich die Augen nicht auf die Nähe einstellen, dann erkenne ich nur einzelne Zeichen. Wo sich früher der Sinn eines Wortes oder sogar eines ganzen Satzes im Diagonallesen erschlossen hat, muss ich jetzt einen Begriff aus den einzelnen Buchstaben zusammensetzen und mir sehr mühsam den Sinn des Geschriebenen erarbeiten, sozusagen Schritt für Schritt. Zuhören will ich – und verstehe nicht. Bei der geringsten Ablenkung, wie zum Beispiel leise Hintergrundmusik aus einem Radio, höre ich, was mein Gegenüber sagt, nur noch als Schallereignis; der Sinn erschließt sich mir nicht.« Das kann doch nicht sein, dachte Friedrich zuerst, dann, in zunehmender Sorge: Spinne ich eigentlich? – Nichts stimmte mehr in seiner Welt.

Friedrich ist nebenher auch ein professionell ausgebildeter Klavierspieler. Vor dem Unfall hatte er sich nach einem anstrengenden Schultag gerne ans Klavier gesetzt, um sich beim Improvisieren zu erholen. Damit ist es vorbei. Quälend wie Schläge hämmern sich die Töne in sein Gehör. »Dieses Verletzende hat's einfach verboten, diese Geräusche zu erzeugen, geschweige denn mit Lust.« Ihn erfasste auch Schwindel. Er beobachtete sich dabei und versuchte, sich per Experiment einen Reim darauf zu machen. Sein Schwindel kam nicht bloß durch körperliche Bewegung und Kopfdrehen zustande, war sein Resultat. – Als er in den ersten Tagen nach dem Unfall daheim mit Fernsehen die Zeit totschlagen wollte, fing das Zimmer an zu rotieren. »Es war offensichtlich die optische Information, die bei mir den Eindruck erweckte, das Zimmer bewege sich.« Zudem war jeder Schritt spürbar, »als ob einer einem mit dem Hammer irgendwo auf oder in den Kopf haut, von oben oder unten«.

Was kommt von innen, was von außen?

Der Mathematiker und Naturwissenschaftler unterschied das Innen vom Außen der verunsichernden Erscheinungen. Sehr bald schon waren, ungebetenen Gästen gleich, Ordnungsprobleme und Vergesslichkeitserscheinungen eingetreten, und Sätze wollten oft nicht mehr richtig über die Lippen: Beim Sprechen gingen Silben und sogar Worte verloren oder gerieten in eine falsche Abfolge. »In den ersten Tagen gab's ein paar Mal Gelächter, weil ich mich, ohne es selbst zu merken, auf kuriose Art versprochen hatte. Wenn ich vergleiche, was ich vor dem Unfall an Skripten tippte und was ich seitdem geschrieben habe, sehe ich eine drastisch erhöhte Fehlerrate. Die kommt aber nicht etwa mechanisch zustande, durch Vertippen, sondern dadurch, dass mein Gehirn die Buchstabenreihenfolge durcheinander bringt.«

Anderen von diesen Erscheinungen zu erzählen fiel ihm lange schwer. Jahre später begann er, sich in Universitätsbibliotheken und auf Kongressen kundig zu machen und sich in die Physiologie von Kopf und Nacken einzuarbeiten. Das beseitigt zwar kein einziges Symptom, aber es stärkt das Selbstvertrauen. – Sachlich fasst er zusammen: »Es gehört zur Geschichte dieser Verletzung dazu – und damit ging es bei mir mindestens am zweiten Tag schon los –, dass ihre Existenz bestritten wird.« Seine Notizzettel zählen stechende und bohrende Schmerzen im Schädeldach wie im Gesicht und stumpfe Schmerzen im Nackenbereich auf, außerdem Ausstrahlungen in Schulter und Arm: eine Schmerz-Summe, die Friedrich gar nicht zusammenrechnen mag.

Es brauchte den Einsatz einer befreundeten Krankenschwester, bis er endlich krankgeschrieben und an die Neurophysiologie überwiesen wurde. Was im Hin und Her zwischen Chirurgie und Neurophysiologie über die Jahre alles gemacht oder unterlassen, falsch interpretiert oder ohne gegenseitige Kenntnisnahme angeordnet wurde, kann er in seinem ganzen Umfang aus seinen inzwischen dicken Akten ersehen. Sie füllen den großen grauen Schrank, der beim Blick in sein Arbeitszimmer ins Auge fällt. Die Dokumente zu sammeln und zu schützen war Friedrichs Anstrengung der letzten Jahre: Sie werden im bevorstehenden Prozess, mittlerweile vierzehn Jahre nach dem Unfall, noch wertvolle Dienste leisten können.

Den Verästelungen der Geschichte ins Soziale, Seelische, Juristische und Medizinische detailliert und konsequent zu folgen, verlangt eine Geduld, die den meisten zu viel ist. Es ermüdet sehr. Friedrich hat gelernt, sie bei anderen kaum vorauszusetzen, sich selbst aber eine Erschöpfung der eigenen Geschichte gegenüber nicht zu leisten: Sie könnte in bedrohliche Lebensmüdigkeit umschlagen.

Persönliche und soziale Schwierigkeiten

Das Ereignis führte zu einem ernsthaften Zerwürfnis mit seiner Freundin. Er habe keine Lust mehr auf sie gehabt. »Das ist auch eine Tatsache, die in den Befunderhebungen systematisch unterdrückt worden ist. Beim Hören wird das bagatellisiert und ausgesondert, nach dem Motto: Klar ist er nach dem Unfall erst mal nicht so zuwege. Meine Freundin argwöhnte, ich hätte eine andere. Der Vorwurf war hart, weil mir nach allem stand, nur nicht nach irgendwelchen Liebesabenteuern.« Mit veränderter Stimme: »Und weil ich dazu gar nicht in der Lage gewesen wäre. Von ihr darauf aufmerksam gemacht, dass wir seit dem Unfall nicht mehr miteinander geschlafen hatten, musste ich ihr Recht geben, ohne zu wissen warum. Ich probierte als Experiment, mich selbst zu befriedigen: Es ging nicht. Die Lust brach sehr schnell zusammen. Es war um meinen vierunddreißigsten Geburtstag – da hat man schon einen Erfahrungsfundus in Bezug auf sich selber. Dieses Resultat zwang mich zu der Vorstellung, dass irgendetwas in den Steuerungsvorgängen der Sexualität nicht mehr funktionierte, und zwar etwas, das nicht auf der Unterwirbelsäule im Reflexbogen liegt, sondern an der Verknüpfung mit dem Hauptrechner im Kopf. Wiederholungen des Testes hatten auch zu nichts geführt. Erst nach Monaten kam das wieder, allerdings eingeschränkt. Und es ist bis heute sehr schwankend, auf unerklärliche Weise ganz unterschiedlich.«

Fast sinnbildlich steht dieses Erlebnis dafür, wie gründlich ein Distorsionstrauma das ganze Leben überwuchern und sehr bald schon zu Schwierigkeiten im unmittelbaren Umfeld führen kann. Auch im beruflich-sozialen: Sechs, sieben Wochen nach dem Unfall habe er, während er krankgeschrieben war, auch ein Schreiben seiner Schulleitung erhalten, die ihn, eine Lappalie zum Vorwand nehmend, beruflich unter Druck gesetzt habe, ergänzt der Studienrat außer Dienst.

An diesem Herbsttag, rund anderthalb Jahrzehnte nach dem Unfall, wird in der Rückschau der frühe Startpunkt aller Linien, die aus dem Ereignis resultieren und sich seitdem durch Friedrichs Leben ziehen, wie unter einem Brennglas deutlich: die körperlichen und geistigen Defekte, die Einbrüche in persönlichen Beziehungen, die Schwierigkeiten mit dem Beruf. »Es war eine Kette von Schikanen, ja vielleicht nicht alle als einzelne so gemeint, aber im Ergebnis sehr konstant und auch sehr wirkungsvoll.« Friedrich wurde mit gut vierzig zum Frühpensionär.

Bin ich gesund oder krank?

Ein Jahr und ein paar Monate nach dem Unfall sollte die Ernennung zum Studienrat stattfinden. Zu dieser Zeit war Friedrich aber nicht leistungsfähig, was er durchaus selbst wusste, jedoch nicht wirklich wahrhaben wollte. Fortwährend überlegte er: Bin ich jetzt gesund oder bin ich krank? Wenn ich krank bin, verliere ich meinen Job und habe gar keinen Lebensunterhalt mehr. Zu seinen Symptomen gehörte ein chronisch wiederkehrender Schmerz im rechten Schulterblatt und Arm, hervorgerufen durchs Klavierspielen oder durchs Schreiben an der Tafel. Während er früher stolz darauf gewesen war, an der Tafel eine Zeile zu rechnen, nebenher eine Kopfrechnung zu erledigen und im Hinterkopf gleichzeitig den Alternativweg zu überlegen, schienen nun auch seine mathematischen Fähigkeiten rätselhaft vermindert. Er konnte inzwischen nur noch einen Gedankengang ausführen und auch das nur, wenn er völlig ungestört war. »Diese Eindimensionalität war sehr deutlich: Dreifache Zeitdauer für irgendeine Tätigkeit.« Zu unterrichten war für ihn folglich äußerst kräfteraubend. Nachdem endlich die Verbeamtung, vor allem dank früherer hervorragender Zeugnisse, doch noch stattgefunden hatte, hätte die Möglichkeit zu einer Entlastung nach dem Schwerbehindertengesetz bestanden. Hierin erfuhr er jedoch nicht die geringste Unterstützung: Weder aus dem Medizinalbereich noch von Seiten einer Behörde oder Versicherung beriet ihn darin irgendjemand, und er selbst wusste damals noch zu wenig über das Schleuder- oder Distorsionstrauma, um ihn in diese Richtung zu lenken. So geriet er in eine wachsende Überforderung: »Damals keimte schon eine schwarze Zwangsvorstellung: Wenn ich noch länger an dieser Schule arbeite, fahre ich irgendwann auf dem Heimweg gegen einen Baum.« Viele Jahre später deutet er diesen Ansturm als entweder ein Wiederaufflackern der Unfallsituation oder eine Selbstmordphantasie in mäßig verstellter Form. Als Konsequenz stellte er damals einen Antrag auf teilweise Beurlaubung. Zu allen sonstigen Beschwerden waren gravierende Schlafstörungen gekommen – die bis heute andauern. »Das kann zwei Drittel einer Nacht gehen, denn der Schalter, auf dem steht: Ich schlafe jetzt – *der* wird nicht betätigt.« Seit einiger Zeit bekämpft er das mit trizyklischen Antidepressiva. »Das verhindert zumindest, dass ich von drei Tagen einen nur innerlich heulend rumsitze. Das wäre nämlich sonst mein Zustand! Jetzt, nachdem ich meinen Beruf seit drei Jahren los bin.«[7]

Unterlassene Untersuchungen

Nach einer längeren Pause, in der wir schweigend zum Fenster in den Hof hinausstarren, setzt Friedrich neu an. – Obwohl sein Distorsionstrauma schließlich neurologisch diagnostiziert worden war, meinte er in den Gesichtern seiner Ärzte ungläubige Verwunderung über die Fortdauer der Beschwerden zu lesen. Jedenfalls wurde er, obwohl nichts mehr recht funktionierte und die quälenden Schmerzen anhielten, nicht mehr zu weiteren Terminen bestellt. Ab dem vierten Monat nach dem Unfall beschlich ihn durch das Verhalten mancher Ärzte das Gefühl: Eigentlich wär's ihnen am liebsten, du würdest nicht mehr aufkreuzen.

Allmählich durchschaute Friedrich die unausgesprochene Sprachregelung des »Ich sehe nichts, also hast du nichts«. Die einzigen Funktionsaufnahmen seiner HWS, ein halbes Jahr nach dem Unfall, verdankt er dem Hausarzt.[8] Aus der Retrospektive kommentiert er: »Die Dokumentation wird regelmäßig unterlassen, mit dem › schönen‹ Ergebnis, dass nicht beweisbar ist, was nicht dokumentiert worden ist. Bei mir wurde die Dokumentation schlampig und fehlerhaft gemacht – rückblickend beurteilt. Aber damals wusste ich das nicht. Wusste ja nicht einmal, was ein Schleudertrauma ist.« Erst fünf Jahre später dämmert es ihm aufgrund erster Hinweise, dass er nicht bloß ein Einzelfall ist. Dies ist die Zeit, wo er beginnt, sich selbst kundig zu machen. Bis dahin hatte ihm seine Eigenwahrnehmung zwar schon deutlich gesagt, dass im HWS- und im Kopfbereich etwas nicht mehr in Ordnung war: »Da waren das Knacken und Knirschen, die Schmerzen, und, ärger noch, das sichere Gefühl, dass in meinem Kopf, also in meinem Ich, etwas verschwunden ist. Zum Beispiel, was den Appetit aufs Leben angeht, die einfache Geschichte sinnlicher Wahrnehmung: wie das Wetter ist, ob windiger Herbsttag oder heißer Sommertag, was so in der Luft liegt an Interessen und Stimmungen. Dass man spontan anbeißt. Oder dass mir bei der Arbeit zwischendurch etwas einfällt: Moment, bei der Klasse hast du quadratische Gleichungen gemacht, jetzt könnte man vielleicht ..., so wie das früher war. Nach dem Unfall musste ich mich zu allem kraft meiner Entscheidung zwingen. Ich gehe nicht mehr aus Erlebnislust in die Stadt, in eine Kneipe oder ins Kino – ins Kino übrigens gar nicht mehr, weil es regelmäßig zu Kopfweh führt –, sondern nötige mich zum Vernünftigsein: Du darfst die Sozialkontakte nicht aufgeben, also verabrede dich mal wieder mit jemand! Dafür halte ich notfalls auch einen halben Abend brutale Schmerzen aus, nur um noch halbwegs sozial zu leben.«

Ins berufliche und gefühlsmäßige Aus

1988 kam Friedrich auf eine halbe Stelle – allerdings mit halbem Gehalt –, was ihm zunächst eine Erleichterung verschaffte. Seine Nacken- und Kopfschmerzen besserten sich dadurch jedoch nicht. Trotzdem redete er sich sechs weitere Jahre ein: Ich tu so, als ob nichts wäre. Er versuchte, vor allem auch seine musikalischen Fähigkeiten auszubauen, knüpfte an sein früheres Musikstudium an, absolvierte noch eine Gesangsausbildung – weil ihm das Klavierspielen zu schwierig geworden war – und erwarb die Lehrbefähigung in Musik als drittem Fach.

Es schien, als habe er sich etwas gefestigt, und 1994 sagte er sich: Ich muss wissen, ob ich wieder kann oder nicht. Ich kann nicht mein ganzes Leben Halbzeit arbeiten. Ich fange nach den Sommerferien wieder richtig an, und alles ist wie früher. Und tatsächlich beantragte er eine volle Stelle. Das Resultat: Schmerzanfälle auch nachts. Ein Vierteljahr verstrich, bis er nur noch apathisch herumsaß, tagsüber in einem Zustand zwischen wach und nicht wach. Wollte er etwas tun, fielen ihm die Augen zu, legte er sich hin, führte die Entspannung zu Schmerzen. »Gefühlsregungen waren überhaupt keine mehr da.« Der Mann spricht davon ungerührt. Mut und Ehrlichkeit sich und anderen gegenüber können zwar keinen Ersatz für die verlorene Spontaneität und Lebenslust bilden, aber damit meistert Friedrich heute sein Leben.

Nachts wurde er durch starke rechtsseitige Schmerzen in Gesicht, Kopf und Nacken geweckt, die auch medikamentös nicht in den Griff zu kriegen waren. Es konnte stundenlang dauern, bevor er schließlich unter Opiaten kurz einschlief.

Morgens saß er dann zuerst eine halbe Stunde auf der Bettkante und wartete, bis er sich endlich erheben konnte. Durch den Unterricht mogelte er sich, und den Rest des Tages versank er in einen Dämmerzustand. Er konnte die Klassenarbeiten nicht mehr korrigieren, auch nichts mehr vorbereiten. Eine medizinische Heilungsaussicht war ihm schon lange abgesprochen worden. Stattdessen predigte man ihm nun schon seit Jahren: Pass dich deiner Behinderung an! Eines Abends überkam ihn endlich die klare Einsicht: Das schaffst du nicht mehr! Diese Nüchternheit, sagt Friedrich, diese befremdliche Sachlichkeit habe ihn erschreckt. Hätte man normalerweise Verzweiflung, Wut oder irgendetwas empfunden – bei ihm war jede Seelenregung fort. Er folgerte bis zum bitteren Schluss: Deine Existenz ist gescheitert. Und saß neben sich wie ein Fremder.

Missverstanden und in Rechtfertigungszwang

Vielfältigste Behandlungsversuche waren bis dahin unternommen worden – eine Geschichte für sich. Anfangs waren es Massage, Krankengymnastik und manuelle Therapie gewesen, im letzten Jahr Craniosacral-Therapie. Auch medikamentös wurde bei Friedrich alles probiert: Trigeminusneuralgie-Medikation, Opiate plus nicht-zentrale Schmerzmittel, Antidepressiva – vom Schmerztherapeuten vorgeschlagen – und gehirndurchblutungsfördernde Tabletten. Dazu kamen verschiedene psychotherapeutische Versuche. »Das Merkwürdige an der Behandlungsgeschichte ist, dass ich immer wieder die Anläufe machte. Nicht die Ärzteschaft. Keiner sagte: Komm wieder oder wie geht's dir? Ich musste die Ärzte zwingen, mich zu begleiten, während die das eigentlich von sich aus hätten tun sollen. Offensichtlich muss ich deren Gefühl des nicht helfen könnenden Helfers berücksichtigen.«

»Situationen, über die man Romane schreiben könnte«, erlebte er im Lauf der Jahre. Zum Beispiel bei einem Schmerzanfall nachts hört ihn eine freundliche Ärztin in der Notfallpraxis geduldig an, empfiehlt ihm ein homöopathisches Nervenöl und sagt: »Ja, ja gell, da kann man dann schon zur Flasche greifen.« Sie meinte, er stünde unter Alkohol oder sei Alkoholiker, doch was in seiner Tasche klirrt, sind die Flaschen aus seiner Schmerzausrüstung. »Aber das ist so typisch. Ich bin eine freie Projektionswand für die Fantasien und Vorurteile der Leute.« Das reicht auch in den ganz persönlichen Bereich hinein. Seine jetzige Freundin muss zeitweise aushalten, dass er mehrmals pro Nacht aufsteht, nicht schreiend, sondern schweigend vor Schmerz sich in eine Zimmerecke zurückzieht, den Kopf mit Frottiertüchern umwickelt und stillhält, bis er sich wieder hinlegen kann. Bemerkungen sogar nahe stehender Menschen lassen ihn fühlen, dass sie nicht wirklich nachvollziehen können, wie sich sein Distorsionstrauma auf ihn auswirkt. Friedrich lebt einsam hinter den Mauern seines in den Jahren gefestigten Wissens, dass das letztlich niemand verstehen kann.

Persönlichkeitsveränderung

»Ich sei früher schnell, manchmal etwas flippig und agil gewesen und hätte immer eine lebhafte Mimik um den Mund gehabt, hat mich meine damalige Freundin beschrieben. Das ist alles verschwunden«, sagt er und fügt hinzu, was er an sich selbst als die einschneidendste Veränderung wahrnimmt: »Ich bin sprunghaft gealtert, und ich habe meine Interessen verloren.« Auch die Lebhaftigkeit seiner kleinen Tochter, die sich spontan auf das einlässt, was ihre Aufmerksamkeit fesselt, bringt es ihm vor Augen: »Ich habe den Eindruck, diese Elementarfunktion der menschlichen Ausstattung ist bei mir gestört. Es passiert nichts einfach so, im Kontakt mit der Sache, indem etwas in mir spontan sagt: Au ja, mach's!« Dies betrifft selbst seine Musik: »Es regt mich, wenn ich mich ans Klavier setze, der klingende Ton nicht zu Weiterem an. Um überhaupt zu spielen, muss ich mir sagen, ich *will* weitermachen. Ich lese auch nichts mehr. Nichts.«

Öffentliches Klavierspielen sagte Friedrich von 1987 an ganz ab. Vor dem Unfall hatte er mit einer Musiktheatergruppe mehrere Jahre lang Programme gespielt, bei denen er einen Abend lang als Pianist alleine auf der Bühne saß. Ein paar Monate nach dem Unfall schon zeigten sich Schwierigkeiten, als er für einen Kirchenmusiker einsprang, der in einer kleinen Mozartmesse Basso continuo an der Orgel spielen sollte. »Das ist für einen Musiker simpelst. Ich erinnere mich aber, dass ich mich während der zwanzig Minuten dauernd treten musste: Sei konzentriert! Achte auf die Akkorde! Denn ich war auf eine ganz seltsame Art abwesend. Es war wie ..., ... ich verflüchtigte mich. Es waren harmlose C-Dur- und F-Dur-Akkorde, ... weiß der Kuckuck, völlig harmloses Zeug zum Vom-Blatt-Spielen, und doch hatte ich die allergrößte Mühe, das richtig zu machen. Das Gleiche hat sich später noch oft wiederholt! Ich bin einfach nicht mehr belastbar.«

Ein weiteres Hindernis wurden auch die Dauerschmerzen in seinem rechten Arm nach ausgiebigerem Spielen, mit denen er bezahlen musste, wenn er doch mal länger spielte. Da er früher im Rahmen der Pianisten-Abschlussprüfung an der Musikhochschule ein weitaus schwereres Programm durchgezogen hatte und dort ein halbes Jahr lang bis zu acht Stunden am Tag ohne jede Probleme Klavier üben konnte, ist ein deutlicher Vergleich möglich.

Friedrich nimmt seit einiger Zeit eine handfeste Dosis eines Antidepressivums, in der Hoffnung, dass das vielleicht einen Einfluss auf den Schmerzmechanismus hat. In vergeblicher Hoffnung, wie er fürchtet. »Dauernd bin ich in der Defensive.

Im ganzen Leben in der Defensive. Dieses Schmerzenertragen, das überträgt sich auf den Rest. Monatelang ist damit auch das Seelenleben auf null Komma irgendetwas vom Normalen. Es ist eigentlich zum Sich-Erschießen oder Vor-den-nächsten-Zug-Werfen. Das liegt eigentlich am Nächsten, weil es dort, wo meine Freundin wohnt, viele Bahndämme gibt. Da habe ich mich manchmal schon gefragt, wie lange hält man das aus, bevor man sich wirklich ins Jenseits befördert.«

Friedrich gibt Einblick in ein Leben, das ihm zeitweise zur Quadratur des Kreises wurde und schöne Endresultate nicht in Aussicht stellt. Trotz allem spürt er bis jetzt immer noch Momente des Kraftschöpfens auf. Er findet sie, wenn er eine Chorprobe leitet, wenn er Gesangsstunden gibt und ganz besonders im Zusammensein mit seiner kleinen Tochter: »... wenn eine Gefühlsregung passiert und man sich nicht entziehen kann, wenn ein Weg zum Herzen gebahnt wird, der sonst wie blockiert ist: im Instinktiven.«[9]

Seine Freiheit, zu gestalten und über seine Fähigkeiten zu verfügen, hat er ein gutes Stück verloren. Auch den Mut dazu, weil jeder geplante Ablauf immer wieder über den Haufen geschmissen werden könnte oder das, was er sich vorgenommen hatte, ganz schnell zu einer Überlastung mit nachfolgenden Reaktionen führte. Stress genug birgt das tägliche Management seiner selbst in einer Lebenssituation, die neben der Familie von ärztlicher Behandlung oder Nichtbehandlung und von Rechtsstreitigkeiten bestimmt wird.

Der Rechtsstreit

»Die Krankheit, oder besser Verletzung, wird in ihrer Existenz bestritten, und dazu gehört dann auch zwangsläufig ein Rechtsstreit. Ich weiß nicht, wer dem entkommt. Solange ich nicht zum Arzt gehe, sind die Beschwerden faktisch nicht existent, sobald es zu irgendeiner rechtlichen oder sonstigen Beurteilung mit verwaltungsmäßiger Wirksamkeit kommt. Das heißt, ich bin praktisch gezwungen, zu den Ärzten zu gehen, auch dann, wenn ich weiß, dass sie mir nicht helfen können, und ich gar keine Erwartungen mehr habe. Aus der Situation kommt man nicht raus.« Mit dem Arbeitgeber – hier dem Land – wurde für Friedrich ein Vergleich geschlossen, da eine Schwerbehinderung nach »HWS-Distorsion mit kausaler Zuordnung« rechtsgültig anerkannt worden war. Friedrichs Versetzung in den Ruhestand vor vier Jahren wurde von Amts wegen vorgenommen. »Darauf lege ich Wert, weil ich nie vorhatte, in den Ruhestand zu gehen. Das muss ich mit aller Deutlichkeit sagen. Ich hatte vor, noch ein paar Mal die Schule zu wechseln, neue Gebiete anzugucken ...« Die Verfahren für die Behandlungskosten, für einen Unfallausgleich und für die Ruhestandsversorgung, allein hier drei Rechtsverfahren, sind noch immer offen.

»Als es darauf hinauslief, dass ich krank- und dann arbeitsunfähig geschrieben würde, hat mir der Intellekt in Kenntnis dieser rauen Verwaltungswirklichkeit gesagt: Gut, wenn's denn so ist, dann musst du es machen, aber dann tu's auch so, dass es dich möglichst wenig beschädigt. Eine Schwerbehinderung zu beantragen fiel mir schwer. Auf der anderen Seite, wenn ich arbeitsunfähig bin, dann gehört eben Schwerbehinderung dazu.« Die Entscheidung fiel erst nach einem langen inneren Prozess. Damit war ein bleierner Tiefpunkt erreicht. »Dass es so grundlegend in die ganze Existenz greift, ... dass es nicht nur Teile von mir, sondern alles zur Disposition stellt, was mich oder was meine Existenz ausmacht ..., das war schwer.« Es ist lange still im Zimmer. Draußen dunkelt es.

Diagnostik dank Rechtsstreit?

Vor kurzem ließ Friedrich eine Reihe von Untersuchungen machen – alle im Hinblick auf den Rechtsstreit. Das verblüffende Ergebnis war die Erkenntnis, dass die wesentlichen bisher regelrecht schlampig gemacht worden waren. Es kam nun nämlich heraus, dass es sehr wohl objektive Verletzungszeichen an Bandscheiben, Bändern, Gelenken, Nervenbahnen und bei der Gehirndurchblutung gibt! »Die merkwürdige Paradoxie, dass der Rechtsstreit zur Diagnostik beigetragen hat, ist dadurch entstanden, dass die Verletzung als solche nicht ernst genommen und nicht die volle Diagnostik gemacht wurde, die man normalerweise machen müsste. Sie wird im Zweifel einfach nicht gemacht! Hinterher wird gesagt: Wahrscheinlich hat der Mann eins in der Klatsche. Oder wenn später doch ein objektiver Befund erhoben wird: He ja, das hat er schon vor dem Unfall gehabt.« – Ausgerechnet sein Gutachtergegner hatte in einem Vortrag auf der Tagung der Deutschen Gesellschaft für Orthopädie und Traumatologie festgehalten, dass spätestens nach drei Monaten eine komplette HWS-Diagnostik erfolgen müsse, wenn abzusehen sei, dass das Schleudertrauma nicht ausheilt. »Tatsache aber ist«, so Friedrich, »dass gerade er der Letzte ist, der eine komplette HWS-Diagnostik macht. Es war seine Klinik, die sie bei mir unterlassen hat! Niemand garantiert, dass das heute nicht genauso passieren würde! Vielleicht wird irgendwann ein Gericht mir helfen, vielleicht auch nicht. Den Glauben daran habe ich nicht mehr.«

Nur ein Fußball

Ein Pausenhof am späten Vormittag: Jungen toben sich unter dem sonnigen Spätsommerhimmel beim Fußballspiel aus. Karin hört den Ball aufprallen, hört das fröhliche Gejohle, während sie mit ihrer Kleinsten im Kinderwagen nah dem Schulhof am Straßenrand steht. Mutter und Kind sind unterwegs zum Kindergarten, um die älteste Tochter abzuholen. Karins Gedanken kreisen um das Mittagessen und den Nachmittag im Park zusammen mit einer Freundin und deren Kindern. Sie will eben die Straße überqueren, da trifft sie von hinten ein Fußball ins Genick. Der Schmerz und der Schreck sind heftig. Sie schreit den Jungen an, sieht, dass es ihm Leid tut, und setzt dann ihren Weg mit den Tränen kämpfend fort.

Ein paar Jahre sind seither verstrichen. Die junge Frau erzählt, wie aus dem kurzen Moment eine lange Geschichte wurde. Aufgrund von penetrantem Kopfweh und heftigen Nacken-Schulter-Schmerzen suchte sie zunächst eine Apotheke auf und verlangte ein Mittel zur Muskelentspannung, etwas Stärkeres, wie Karin nicht ohne Selbstbewusstsein nachschiebt: Als Krankenschwester bekam sie es ohne Rezept. In der ersten Zeit dachte sie lediglich an eine sehr starke Muskelverspannung.

Der Hausarzt

Als sich die Beschwerden verschlimmerten, machte sie einen Termin beim Hausarzt aus. Von ihm erhielt sie eine Verschreibung für Massage und Fango, mit dem Bescheid, das würde bald wieder gut. Fünf Jahre sind seither jedoch ohne spürbare Besserung vergangen. Damit einmalige Jahre der Mutterschaft in ungeahnter Herausforderung. Immer wieder musste sie sich als Mutter zurückstellen und ihre Kinder anderen überlassen, weil Schmerzen sie zum Hinlegen zwangen. Dabei lassen einen Karins gerötete Wangen, ihre zierliche Gestalt und ihre Jugend eigentlich gar nicht auf die Idee kommen, dass ihr Leben in den letzten Jahren so viel Schmerz zum Inhalt hat.

Mein Blick wandert über die Spielsachen im Zimmer, die Kinderzeichnungen an der Wand. Den Kopf in die Hand gestützt, bemerkt Karin: »Zum Glück habe ich sehr liebe Kinder. Sie spielen meistens friedlich miteinander und beschäftigen sich auch schon recht gut mit sich selbst.« Als ein großes Glück für die Familie erweist sich, dass sie in ihrem Wohnviertel gut eingebettet ist. Da gibt es Freunde und Nachbarsfamilien, zu denen die beiden Kinder gehen können, wenn zum Beispiel nächtliche Schmerzen der Mami Erholung am Tag abverlangen. Beide Töchter verbringen gerne auch ein Wochenende bei den Großeltern in der Nähe oder lassen den Papa allein etwas mit ihnen unternehmen, damit die Mami sich zurückziehen kann. »Nicht auszudenken, was wäre, wenn ich wilde Buben oder ein krankes Kind hätte.«

Der Hausarzt hatte leider nicht recht behalten. Die von ihm verschriebene Therapie brachte zwar gelegentlich etwas Erleichterung, aber alles in allem ging es Karin mit der Zeit zunehmend schlechter. Sie bekam Schwindel und hatte Mühe mit der Konzentration und dem Gedächtnis. In den ersten Wochen nach ihrem Unfall arbeitete sie noch einen Tag pro Woche in der Gemeindekrankenpflege. Bald jedoch ging das über ihre Kräfte; nach den fünf Stunden Arbeit brauchte sie mehrere Tage, um sich einigermaßen zu erholen. »Zu Hause lief gar nichts mehr«, sagt sie, und nach einigen Monaten, in denen sie sich immer mühsamer zur Arbeit aufrappelte, sei sie zu dem Fazit gekommen, dass es so einfach nicht mehr weiterging.

Karin wurde längerfristig krankgeschrieben und erhielt neue Medikamente sowie zweimal wöchentlich eine Physiotherapie, aber auch die Ankündigung, bis Ende des Jahres sei das spätestens wieder in Ordnung. Die Behandlungen brachten jedoch nichts: Es wurde vielmehr schlimmer und nicht besser.

Einige Monate nach dem Unfall geriet Karin in eine düstere Gemütsverfassung. Den Ausdruck »Depression« vermeidet sie dafür mit Präzision. Als junge Erwachsene hatte sie ein paar Jahre lang echte Depressionen. Seit damals steht sie in Lithiumbehandlung. »Fast zwanzig Jahre lang hatte ich keine einzige mehr«, berichtet sie. Sie ärgerte sich deshalb besonders, als der Hausarzt ihre gedrückte Stimmung so beurteilte, als ob sie nicht eine Folge, sondern die Ursache ihrer Beschwerden wäre. »Es war nicht vergleichbar mit dem, was ich früher hatte: Die zermürbenden Schmerzen setzten mir wohl zu, aber ich war nie in Angst, in eine echte Depression hineinzukommen. Es war so anders. Im Rückblick hätte ich wohl früher verlangen sollen: Ich möchte, dass mehr läuft, ich möchte zu einem Spezialisten! Aber ich hatte sehr viel Vertrauen zu meinem Hausarzt, den ich schon sehr lange, auch durch meine Spitexarbeit (spitalexterne Krankenpflege, auch Gemeindekrankenpflege genannt) schätzte.« So war sie doppelt enttäuscht, als sie den Eindruck gewann, er schiebe ihre Beschwerden in die psychische Schublade.

Ärztlicher Rat?

Eine gründliche neurologische Untersuchung half jedoch auch nicht weiter. Es handle sich um eine posttraumatische Anpassungsstörung und sei sicher kein Schleudertrauma, lautete der fachärztliche Bescheid. Überhaupt nichts besserte sich dadurch. Die Diagnose »Schleudertrauma« stand dennoch weiter im Raum. Karins Hausarzt fand, sie solle diesen belasteten Begriff zurückstellen und sich nicht so viel Gedanken machen, schickte sie aber zu einem Psychiater. »Das traf mich.«

Karin, die als Krankenschwester große Loyalität gegenüber ihren Ärzten und dem Medizinsystem zeigt, sucht als Patientin nach Entschuldigungen für das, was sie als schwierig oder falsch empfindet. Schimpfen ist nicht ihre Sache. »Es traf mich«, sagt sie bloß und erklärt sich ihr Abgeschobenwerden mit ihrer Vorgeschichte. »Das Geschehene aufarbeiten« hatte das Rezept des Neurologen geheißen, dafür waren ganze drei Termine beim Psychiater vorgesehen. Karin hätte es fern gestanden, den Vorschlag abzulehnen oder ihn grotesk zu finden. Sie machte mit. »Es war nicht weiter hilfreich. Allerdings sagte der Psychiater klar, ich sei nicht depressiv, und probierte es mit anderen Medikamenten.«

Behandlungen und Rezepturen

Die Geschichte zog sich weiter hin. Hoffen auf die Wärme im Sommer, auf die Wirkung eines neuen Medikamentes im Herbst, auf die Zeit, auf die eigene Regeneration. Es veränderte sich aber, wenn überhaupt, eher zum Schlechten. So kooperativ Karin sich bei den verschiedenen Behandlungsversuchen auch zeigte, sosehr sie versuchte, tapfer zu sein – immer wieder kam die Sackgasse: Nichts wirkte. Karin wurde nicht depressiv, sie sagte sich vielmehr, es muss etwas gehen. Als sie durch die Medien von zwei Neurologen vernahm, die sich mit dem Schleudertrauma befassten und Craniosacral-Therapie empfahlen, bat sie den Hausarzt um eine Überweisung zu einem von ihnen. Bei diesem Spezialisten bemerkte sie eine viel größere Kompetenz. »Der Hausarzt hatte sein Bestes getan, wusste aber wohl auch vieles nicht.«

Das Erzählen ermüdet sie jetzt. Vielleicht der richtige Moment, um nachzufragen, was denn in den Sommerferien, von denen sie mir am Telefon kürzlich ausführlicher berichtet hatte, besser war.

Karins schöne Erinnerungen lassen keine Bilder von fun, action und Abenteuer aufleben. Ihre ganz besonderen Ferienerlebnisse sind für die meisten Menschen schlichte Selbstverständlichkeiten: Es gab da etwas längere Zeiten ohne Kopfweh! Lesen war wieder einmal möglich, Kinderlärm war leichter erträglich und Entspannungsübungen halfen. Als die Ferien zu Ende waren, hielten die Symptome ihr Leben erneut sehr stark im Griff; sie lag tagelang und versuchte sich selbst mit warmen Wickeln und Duschen zu helfen, um die verhärtete Muskulatur aufzuweichen. Die Starre, in die sie jetzt hineingeriet, war sehr groß. Alleine komme ich da nicht heraus, muss es in ihr geschrien haben. Doch Karin blieb auch am toten Punkt ihrer Hoffnungen gefasst. Eine Körpertherapie nach Medau, vergleichbar mit der von Feldenkrais, habe dazu beigetragen. Sie hatte sie sich schon während der Schwangerschaften gegönnt und bald nach dem Unfall wieder aufgenommen. »Ich war dadurch wach in Bezug auf das, was mit mir passierte. Aber jetzt kam ich an Grenzen.«

Der Neurologe veranlasste MRI und CT (Begriffserklärungen dazu im Diagnostik-Teil), da bislang nur eine konventionelle HWS-Aufnahme vorlag, bei der nichts herausgekommen war. Die neuen Untersuchungen brachten aber auch nichts Gravierendes zu Tage. Der Spezialist jedenfalls fand, zumindest langfristig hätte Karin gute Chancen. Das bedeutete eine Erlösung von der Angst vor bleibenden Schäden; andererseits war es mühsam, weiterhin etwas Unfassbares zu haben. »Die Leute sagen immer: Man sieht ja gar nichts, oder fragen: Was ist auf dem Röntgenbild zu sehen? Antworte ich: Eigentlich wenig, ist das ein großer Widerspruch zu meiner Empfindung, dass es überhaupt nicht gut ist.«

Die Craniosacral-Therapie brachte keinen durchschlagenden Erfolg. Wenn auch enttäuscht, besucht Karin weiterhin die Osteopathin. Dass sie seither weniger lange braucht, um sich zu erholen, ist ihr schon einiges wert. So plagt sie sich mit all den Terminen, sucht eine Balance zwischen Akzeptieren und Aktivsein. Bei einer Physiotherapeutin, die viel Erfahrung mit Schleudertrauma hat, probiert sie die Maitland-Technik aus, eine Arbeit an den Bändern, Muskeln und Halswirbelgelenken, die ihr Hoffnung macht. Durch einen Chiropraktiker erlebte sie einige Male eine richtige Befreiung – aber auch schon das Gegenteil.

»In den letzten Monaten scheint mir aber alles wieder eher schlechter zu sein. Und das, obwohl ich im Winter geglaubt hatte: Wenn der Frühling kommt und dann der Sommer, wird es besser. Es ist seit langem wieder so, dass ich ganz starke Verspannungen im Nacken und in den Schultern habe und häufig sehr starkes Kopfweh und es nur wenig braucht, bis es sich verstärkt.« Unterdessen hilft sich Karin auch mit Medikamenten. Kompetenz und Routine in diesem Bereich schimmern durch, wenn sie ihre Beschwerden und die Rezeptur dagegen auflistet. »In Reserve habe ich ein starkes Schmerzmittel, von dem ich eine Tablette am Tag nehmen darf. Ferner nehme ich, vom Neurologen verordnet, seit zwei Jahren morgens und mittags ein Ginseng-Präparat, das die Konzentrationsfähigkeit verbessern soll. In der ersten Zeit lief ich oft zum Zimmer hinaus und wusste schon nicht mehr, was ich gewollt hatte. Ich arbeite immer noch viel mit Zettelchen, um ja nichts zu vergessen. Am Morgen nehme ich ein Psychopharmakum, das auf das Zentralnervensystem einwirkt und die Schmerzverarbeitung verbessern soll, und am Abend ein Antidepressivum, das mir der Hausarzt schon ziemlich am Anfang verschrieben hatte. Damals schlief ich sehr schlecht, konnte vor Schmerzen nicht einschlafen und lag in der Nacht wach. Um diesen Teufelskreis zu durchbrechen, bekam ich das Mittel. Der Neurologe verdoppelte es auf 50 mg, die ich bis heute erhalte. Das hilft mir, nachts wenigstens ein paar Stunden am Stück zu schlafen. Das Liegen brauche ich manchmal absolut, aber es kommt auch vor, dass ich den Schmerz dann noch stärker spüre. Habe ich jedoch zu wenig Schlaf und wache gerädert auf, ist der Kopfschmerz noch schlimmer.«

Zu der ganzen Palette von Medikamenten berichtet sie weiter, dass es Tage gab, an denen sie die doppelte Menge brauchte. Da ihr gar nicht wohl dabei sei, über längere Zeit so viele Medikamente zu nehmen, sei sie froh gewesen, als ihr der Neurologe vor ein paar Wochen ein magenverträgliches Rheumamedikament zum Ausprobieren gab, das seit kurzem auf dem Markt ist. Seither brauche sie tatsächlich weniger Schmerzmittel.

Trotz allem in den familiären Rollen

Kopfdrehen löst Schwindel aus, Zeitunglesen geht nur in Etappen – unter solchen Bedingungen ist natürlich auch im Haushalt vieles schwierig. Wäsche aufzuhängen oder Schweres zu tragen ist für Karin mühsam und schmerzhaft. Staubsaugen konnte sie lange nicht und Bügeln ist ihr bis heute unmöglich. Die Entlastungen durch ihr Umfeld bedenkt sie mit Dankbarkeit und in dem Wissen, dass sie in dem Maße nur möglich waren durch ein zwanzigjähriges Verwurzeltsein am Ort, durch früheres Mitmachen bei politischen und kirchlichen Anlässen in Vereinen und auch im Beruf. Seit ihrem Unfall hatte sie sich nicht mehr auswärts mit Leuten treffen mögen, hatte aber möglichst oft Besuch zu Hause empfangen und war daher wenigstens nicht isoliert. Mit nahen Freundinnen konnte sie so sein, wie ihr wirklich zumute war. Trotzdem spürte sie, dass niemand sich ein Bild machen konnte. »Auch mein Mann nicht«, stellt sie fest. Gesundheitlich sei sie zwar nie ein Riese und ihre Energien bestimmt nicht überdurchschnittlich gewesen, doch das habe sich nun sehr zugespitzt. Sehr häufig ging sie fast zeitgleich mit den Kindern zu Bett. Ihre Sexualität schrumpfte. Erst viel später erfuhr sie von einer Psychotherapeutin, dass durch ein Trauma die Sexualität üblicherweise eingeschränkt wird, nicht nur durch Schmerz und Müdigkeit. »Umso mehr wollte ich Nähe.«

Karin spürte, wie ihr ganzes Umfeld vom Sog ihres Schleudertraumas erfasst wurde. Der Gedanke kam: Wenn ich jemals wieder depressiv werden sollte, was dann? Immerhin fand sie Wege, ihren Wunsch nach Nähe nicht unstillbar auf ihren Mann zu konzentrieren. »In den letzten zwei Jahren ist unsere Beziehung anders geworden. Es gibt immer wieder Momente großer Spannung zwischen uns. Anlass ist oft meine mangelhafte Ordnung im Haushalt. Wir können jetzt aber besser damit umgehen. Wir finden beide, wir hätten es trotz allem doch gut miteinander.« Ganz zentral sind die Kinder. Lange Zeit hatte sie Angst, die beiden Mädchen könnten durch die gesundheitlichen Einschränkungen der Mutter Schaden davontragen. Mittlerweile sieht Karin jedoch auch da nicht nur schwarz. »Gezwungenermaßen bin ich sehr viel zu Hause«, sagt sie. »Am häufigsten sind da die Mahlzeiten noch eine Klippe: Die Kinder sind so lebhaft und erzählen beide gleichzeitig.«

Die Familie fand eine Lösung, indem Karin an schlechten Tagen allein in der Stube isst und ihr Mann und die Kinder in der Küche. »Das ist besser, als herumzuschreien: Ich halte es nicht aus, es geht so nicht!« Kinder- und Elternschicksal gehen Hand in Hand. Karins Kinder wissen altersentsprechend Bescheid, haben gelernt, stunden- oder tageweise anderswo untergebracht zu sein; dafür werden sie nicht dauernd durch Ermahnungen zum Ruhigsein oder durch Hinweise auf den Gesundheitszustand der Mutter in ihrem Bewegungs- und Äußerungsbedürfnis eingeschränkt. Einschneidend war gewesen, dass Karin ihr jüngstes Kind – Sarah war noch nicht zwei, als es passierte – nicht mehr herumtragen konnte. Überhaupt nicht mehr. Bis heute hört sie von beiden Kindern: Mama, wann bist du wieder ganz gesund und trägst mich wieder einmal? Beide fänden das toll. Aber die Beziehung beeinträchtigt es nicht. Mit Fantasie macht Karin das Beste daraus: Muss sie liegen, kuschelt ein Kind neben ihr und schaut sich ein Büchlein an. Trotzdem ist Muttersein unter diesen Umständen oft extrem strapaziös. Das Klingeln des Telefons und gleichzeitiges Streiten oder Weinen der Kinder können schon zu viel sein. Nach Möglichkeit bringt Karins Mann die Kinder ins Bett, da sie selbst dann vom Tag zu ausgelaugt und ermattet ist. Bis heute bringt dieser Moment den größten Stress. Karin hat gelernt, fremde Hilfe anzunehmen, und das möglichst bevor sie sich in etwas hineingesteigert hat.

Wann immer das Bedürfnis zurückkam, Freunde auch einmal auswärts in einem Lokal zu treffen, bezahlte sie das jedes Mal mit starken Schmerzen. Wenn ein paar Leute am Tisch ein intensives Gespräch führen und gleichzeitig im Hintergrund viel läuft, macht ihr das bis heute rasende Schmerzen im Kopf.

Die gesteigerte Empfindlichkeit brachte auch beruflich Konsequenzen mit sich. Nach einem halben Jahr hatte Karin einen neuen Arbeitsversuch unternommen. Als Gemeindeschwester war sie alleine unterwegs, sodass man sie vom Heben der Patienten nicht entlasten konnte, und auch psychisch war ihr die Arbeit zu anstrengend geworden. Bei ihrer angeschlagenen Konzentrationsfähigkeit brachte sie auch den Bericht kurz vor Mittag, nach fünfstündiger Arbeitszeit, nicht mehr zusammen. Es endete stets mit enormen Kopfschmerzen. Karin kündigte selbst – eine Belastung fiel weg.

Selbstverständlich beschäftigt sie die Zukunft. Wird jemals eine Rückkehr in den Beruf möglich sein? Sie lebt mit einer eher schlechten Prognose. Im Moment ist sie froh, die Familien- und Haushaltsarbeit – unter Hilfe – einigermaßen bewältigen und dabei vor allem den Rhythmus selber bestimmen zu können. Einmal wirkte sie noch an einer Fortbildungsveranstaltung für Hauspflegerinnen mit. Dabei bemerkte sie, dass das Simulieren eines Schleudertraumas als Thema im Raume stand. Vielleicht meinen das ja auch viele Leute bei mir, dachte sie. Nie war es Karin direkt gesagt worden. Sie hörte nun die Hauspflegerinnen raisonnieren: Da erledigt man den Einkauf für eine Patientin und am nächsten Tag sieht man sie vor dem Supermarkt mit einer schweren Tasche. »Das ist schwer einzuordnen. Erkläre mal jemandem, dass es da Tage gibt, wo man etwas kann, was man an einem anderen Tag nicht kann!«

Ich bin nicht nur das Schleudertrauma

Der Neurologe überwies sie schließlich an eine Psychotherapeutin, um mit ihr Strategien zu entwickeln, mit denen sie anstrengende Situationen besonders rund um die Kinder vermeiden könne. An ihrem Selbstbewusstsein nagte auch noch die Behauptung, der Schmerz und alles Übrige sei quasi nur eine Anpassungsstörung. Ebenso konnte sie nicht vergessen, wie einer der Fachärzte es fast lächerlich gemacht hatte, dass ihre Beschwerden von einem Fußball stammten: Er spiele selber Fußball – jeder Fußballer müsse Kopfbälle nehmen und hätte somit zwangsläufig ein Schleudertrauma. »Ich sagte mir zwar, vergiss das schnell wieder, aber es traf mich doch.« Es traf sie – Karins Wortwahl sitzt. Auch der Fußball hatte sie getroffen. Ausgerechnet sie und nicht zwanzig Zentimeter daneben die Straße oder eine Hausmauer. Jetzt noch zuckt sie zusammen, wenn Bälle fliegen oder ein Fußball irgendwo stark aufprallt, ist schreckhaft bei jedem Geräusch hinter sich. »Es tat mir gut, mit der Therapeutin darüber zu sprechen, dass ich mit solchen Sprüchen verletzt worden bin, von ärztlicher Seite verletzt.« In den Augen der meisten Leute passiert ein Schleudertrauma nur bei einem Auffahrunfall; viele reagieren ihr gegenüber besonders ungläubig. Es gab Situationen, in denen Karin nur eins hoffte. Nicht gefragt zu werden, wie es passiert sei, weil praktisch immer die Reaktion kam: ein Schleudertrauma *nur* durch einen Fußball? Unmöglich!

Karin führte auf Anregung der Psychotherapeutin ein Schmerzprotokoll, wurde aufmerksamer, konnte Alltagsdinge verändern, zum Beispiel am Morgen die Kinder noch früher wecken. »Drei-, viermal war ich bei ihr und profitiere bis heute davon.« Karins Jüngste poltert die Treppe herauf und zur Türe herein: Es ist Mittag. Das Kind, das mir Karin vorher als Zweijähriges auf einem Foto gezeigt hat, steht in der Türe: ein fröhliches Mädchen. Es will der Mama vorführen, was es im Kindergarten gebastelt hat, und verschwindet dann zum Mittagessen bei der Nachbarin im unteren Stock. Die inzwischen Sechsjährige kennt neben Lego, Game-Boy und Barbie, dem vorstädtischen Spielzeug-Wortschatz, noch ein ganz spezielles Vokabular: Sie weiß, was ein Schleudertrauma ist, ist vertraut mit den Wörtern »Gutachten« und »Therapie«. Sie findet es normal, nicht daheim zu essen, sondern bei der Nachbarin, diesmal weil Mama dem Besuch mit dem Kassettengerät über ihr Schleudertrauma berichtet.

Nachdem die Kleine davongewirbelt ist, kommen wir aufs Rechtliche zu sprechen. Als der Unfall passierte, kam Karin nicht auf die Idee, den Bub zu fragen: Wie heißt du, was ist deine Adresse? Sie dachte nicht an Folgen. Nach einigem Hin und Her wurde kurz vor der Verjährung dennoch klar, welche Versicherung zuständig war. Eine Juristin hatte abgeklärt, ob für den Pausenhof das Erziehungs- oder das Baudepartement zuständig war. Es kam zu dem Angebot eines außergerichtlichen Vergleichs, der allerdings bloß den geringen Lohnausfall bis jetzt vorsah. Künftige Jahre und die Tatsache, dass Karin mit ihren größer werdenden Kindern zunehmend mehr arbeiten muss, wie auch eine Genugtuung (vergleichbar mit Schmerzensgeld) blieben unbeachtet. Ob die Familie allerdings einen Prozess riskiert, der ihre finanziellen Möglichkeiten übersteigen könnte, ist noch offen. Die rechtliche Seite stand für Karin nie im Vordergrund. Sie habe die Hoffnung nie aufgegeben, auch dann nicht, als der Arzt feststellte, sie würde in ihrem Beruf nicht mehr arbeiten können. Schon körperlich sei der Beruf als Gemeindekrankenpflegerin ungünstig, darüber hinaus aber auch von seinen kognitiven und emotionalen Anforderungen her. »Im Moment traf mich das.« Karin verwendet damit den Ausdruck noch einmal, der den Kern ihrer ganzen Geschichte enthält, sagt jedoch auch: »Ich staune selber: Es gibt zwar Tage, wo ich sehr niedergeschlagen bin, aber eigentlich gibt es immer noch sehr viele Sachen, an denen ich mich freue. Ich bin nicht nur das Schleudertrauma.«

Gitte entschloss sich
zur Operation

Gitte lebt in einer Großstadt in Österreich. Sie hat sich nach ihrer mit Ende vierzig erlittenen HWS-Distorsion als Einzige unter den Befragten für eine stabilisierende Operation am Kopfgelenk entschieden. Auch sie war von den Symptomen eines nicht ausheilenden Schleudertraumas gequält und machte aufgrund verschiedener Fehlbehandlungen einen langen Leidensweg durch.

Implizit weist ihr Bericht darüber auch eine besondere medizinisch-rechtliche Brisanz auf, denn die auf operativem Weg eindeutig festgestellten Schäden und erst recht die postoperativen markanten Verbesserungen setzen jene Gutachter vollkommen ins Unrecht, die Gitte vor Jahren als Simulantin, Tablettensüchtige oder Frau mit Wechseljahrbeschwerden beleidigten.

Daneben aber gibt es eine wunderschöne Begleiterscheinung zu erwähnen. Durch ihre Bereitschaft zu dem Gespräch über ihr Distorsionstrauma fand Gitte ein weiteres Stück zu sich selbst zurück: Sie trug mir in ihrer Bejahung zu dem Vorhaben des vorliegenden Buches ihre Unterstützung beim Korrigieren und sprachlichen Feilen an. Im Laufe dieses Prozesses gewann sie ihre verloren geglaubten – absoluten – Stärken in der sprachlichen Feinarbeit wieder zurück und kann inzwischen die schrittweise Weiterarbeit an einem eigenen, fast schon aufgegebenen Buch ins Auge fassen. Ihre Geschichte wird deshalb nicht als Reportage wiedergegeben, weil sie sich in der Lage zeigte – und Lust dazu hatte –, das von mir ein Jahr zuvor verfasste Interview selbst zu einem kontinuierlichen Bericht umzuschreiben.

Mitten im aktiven Leben

Seit ich, neben meinem Beruf, promoviert hatte, waren gut zwei Jahre vergangen. In weiterer Verbundenheit mit meinem Thema hatte ich inzwischen eine Projekthilfe für Frauen in Südasien aufgebaut und begonnen, ein Buch über einige ihrer Schicksale zu schreiben. Um dafür mehr Zeit zu haben, hatte ich mich vor kurzem entschieden, meine Stelle am Gymnasium für das kommende Halbjahr um einige Wochenstunden zu reduzieren. Bevor meine Älteste zum Studium hinausgeht, dachte ich, kann ich mir das noch leisten.

Im Herbst 1995 war ich gerade in meiner Projektsache unterwegs – da passierte der Unfall. Um eine Überweisung vorzunehmen, fuhr ich an jenem Tag nach dem Dienst zu meiner in einem Einkaufszentrum gelegenen Bank. Dort gab es, wie meist bei solchen Parkplätzen, keinen gesonderten Fußweg zwischen den beidseitig stehenden Autos. Als ich dem Treppenaufgang schon nahe war, schoss plötzlich ein Kombi rückwärts auf mich zu und ich flog aufschreiend auf den Asphalt. Beim Aufstehen schmerzten mir nur der Ellbogen und die Hüfte; trotzdem setzte ich ein Hinzurufen der Polizei durch, denn mir kam der Gedanke, man könne ja nie wissen, ob sich nicht später noch innere Verletzungen herausstellten. Mit den Polizeibeamten standen wir lange herum – und nach etwa einer halben Stunde fühlte ich mich zunehmend merkwürdiger, so eigentümlich benommen – vom großen Schrecken, wie ich dachte. Plötzlich folgte das Gefühl, mein Kopf würde wie ein Heliumballon, ganz leicht und leer zugleich. Kurz danach wurden plötzlich abwechselnd meine Arme ab den Ellbogen abwärts ganz gefühllos. Auf meine entsprechenden Selbstgespräche hin boten die Polizisten mir an, mich ins nächste Krankenhaus zu bringen, doch das lehnte ich entschieden ab. Ich muss doch nach Hause, dachte ich bei mir, außerdem werde ich da sowieso nur geröntgt und muss mir anhören, dass ich keine Gehirnerschütterung oder Brüche habe! – Obwohl ich gar nicht auf den Kopf gefallen war, hatte ich das Gefühl: Er ist so komisch leicht und zieht mich hoch. Ich kam mir vor wie auf einer Wattewolke, so einen halben oder einen Meter über dem Boden.

Niemand und nichts vermochte zu helfen

Nach dem Vorfall schaffte ich es jedoch noch, meine Vorhaben in dem Zentrum zu erledigen und nach Hause zu fahren. Bei der Rückfahrt war mir allerdings sehr komisch. Immerzu dachte ich: Konzentrier dich einfach bloß, es ist doch nichts Schlimmes passiert. Vom nächsten Morgen an aber hatte ich vom Nacken bis zu den Augen und Schläfen furchtbare Schmerzen und ging zu meinem Arzt. Rippenprellungen stellte er fest, und irgendwas sei mit Hals und Kopf. Er gab mir eine Spritze und riet zu einem Frottierhandtuch um den Nacken, weil er diesen oben allzu beweglich fand. Lange Zeit aber blieb er bei der Auffassung, dieser Sturz habe lediglich mein schon bestehendes Problem verschlimmert: einen Verschleiß zwischen den unteren Halswirbeln, der ein- bis zweimal im Jahr Nacken- und Kopfschmerzen ausgelöst hatte. Die aber waren niemals von der Art und in dem Maße wie nun gewesen! Da sie auch immer wiederkehrten, schickte er mich schließlich zur Kernspintomographie. Dort jedoch kam niemand darauf, einmal die Bänder anzusehen, und so orientierten sich die Behandlungsempfehlungen an eher üblichen Nackenproblemen.

In mir wuchsen die Zweifel an der Richtigkeit dieser Beurteilung: Diese Schmerzen, die direkt ins Gesicht gingen, hatte ich nie gekannt, ebenso wenig die von der rechten Schulter in den Arm ausstrahlenden und das Kribbeln in den vorderen Fingern. Dazu hatte ich anhaltende Konzentrationsprobleme und äußerst merkwürdige Schlafstörungen, die darin bestanden, dass ich nachts immer nur noch für die letzten paar Stunden

den Weg zum Bett fand. Es fehlte mir seit dem Unfall das Empfinden für die richtige Schlafenszeit; selbst Müdigkeit (so ich sie überhaupt klar bemerken konnte) genügte nicht, um schlafen gehen zu können. Dies allerdings verschwieg ich lange, denn ich empfand es wie ein persönliches Versagen, dass ich nachts nun stundenlang bei laufendem Fernseher Patiencen legte – zuvor undenkbar bei mir, die ich immer vielseitig, vor allem geistig aktiv gewesen war.

Tatsächlich schlugen auch die versuchten Behandlungen fehl. Es wollte einfach nichts helfen – weder Massagen noch Krankengymnastik oder Heißluft (die machte es sogar schlimmer) noch Akupunktur oder ein Tensgerät (transkutane elektrische Nervenstimulation), noch der Versuch mit Tabletten gegen die Trigeminusneuralgie. Lediglich Bindegewebsmassagen, die ich ein Jahr später bekam, vitalisierten mich, doch auch die nur immer für allerhöchstens eineinhalb Tage.

Einen Rechtsanwalt hatte ich mir ziemlich bald nehmen müssen. Im Sommer 1996 wurde ich seitens der gegnerischen Versicherung erstmals zu Gutachtern geschickt, einem Orthopäden und einem Neurologen in unserer Klinik. Ihnen zufolge hatte ich nichts Unfallbedingtes. Ich hätte zwar alles sachlich angegeben, aber es handele sich um nichts als ein angeborenes oder vererbtes Leiden, meinte der Orthopäde. Der Neurologe empfing mich gleich wie eine Simulantin. Er sagte, meine Schmerzen kämen daher, dass ich Tabletten nehme. Zuvor hatte er so »nett« gefragt, wie ich denn bei der Arbeit durchkäme. Weitergearbeitet hatte ich nämlich. Zur Zeit des Unfalls hatte ich vor allem eine Matura-(Abitur-)Klasse, die ich unbedingt bis zu ihrem Abschluss bringen wollte.

So half ich mir mit einem starken Schmerzmittel, das im ersten Jahr noch wirkte. Allerdings nur dann, wenn die Schmerzen im Gesicht bis zu den Augen und der Nase gingen, denn dann lief einfach nichts mehr. »Wie oft denn die Woche?«, fragte der Neurologe. »Meistens so zwei-, dreimal. Ich habe sie für alle

Fälle immer in der Tasche, als Nothilfe.« Danach kam er auf einen möglichen Gehirntumor. Als das EEG negativ war, entschuldigte er sich und meinte dann, Ursache könnten die Wechseljahre sein, und riet mir zu einem Östrogenpflaster. Ins Gutachten schrieb er ebenfalls, ich hätte nichts Unfallbedingtes, empfahl aber, meine Tabletteneinnahme einbeziehend, eine psychosomatische Klinik. So erklärte einige Monate darauf die gegnerische Versicherung den Fall für abgeschlossen und zahlte mir eine eingeschränkte Entschädigungssumme. Danach dachte ich, vielleicht spinn ich ja wirklich. Wechseljahrbeschwerden hatte ich zwar noch nie gehabt, aber möglicherweise war am Ende ja doch irgendwas dran an diesem Pflaster? Zu meinem Arzt jedenfalls sagte ich, ich wolle es jetzt mit Entspannung, Östrogen und positivem Denken probieren. Er riet mir sehr dazu, denn wenn ich mich noch länger mit der Versicherung herumärgerte, würde sich mein Nacken noch mehr verspannen. Hörte sich gut an.

Nicht lange danach aber musste ich bereits einsehen, dass weder Vorhaben noch Stimmungen überhaupt einen Einfluss auszuüben vermochten. Mir dämmerte, dass es etwas Biomechanisches sein musste. Diese grauenhaften Gesichtsschmerzen wurden nämlich immer schlimmer. Dazu hielten die befremdlichen Konzentrations- und Schlafstörungen an, und auch die Medikamente hatten allmählich aufgehört zu helfen.

In Beruf und Freizeit ging es bergab

Beruflich biss ich mich vorläufig noch weiter durch, fehlte sogar relativ selten. Als die Stundenreduzierung auslief, konnte ich aber unmöglich zurück auf die ganze Stelle. Zwar wusste ich immer noch nicht, was ich hatte, aber es war eindeutig, dass ich überhaupt nicht mehr in Ordnung war. Es ging mir sogar immer schlechter und ich fühlte mich zunehmend unfähig zu unterrichten, insbesondere in der Oberstufe. Oft wusste ich gar nicht mehr, was anstand, und brauchte auch Ewigkeiten fürs Korrigieren, während ich früher bekannt dafür gewesen war, das schnell zu erledigen. Es konnte mir passieren, dass ich am Schreibtisch saß und irgendwann merkte, es waren drei oder vier Stunden vergangen, ohne dass ich wusste, was ich gemacht hatte. Um Gottes willen, was ist nur mit dir los, dachte ich, mir selbst immer fremder werdend – und zunehmend stumpfer.

Das wirkliche Aus leitete sich im Winter 1997 ein. Ich bekam eine Grippe, die sich auf meinen Nacken und Kopf geradezu grauenhaft auswirkte. Von da ab glaubte ich der gegnerischen Versicherung endgültig nicht mehr, musste ich nun doch mindestens alle zwei Tage zum Spritzen gehen, dem Einzigen, was mir noch half. – Fortan war es geradezu extrem. Ich musste weit mehr als zuvor schon Treffen absagen, Spaziergänge u. Ä., und verkroch mich fast nur noch. Dass ich irgendwie dämmerig oder wie schwebend war und nicht mehr ganz helle, muss zwar eher fließend zugenommen haben, doch jetzt saß ich fest in dem Gefühl, wie in einem eigenen Schlammloch zu sitzen und nur noch trübe mit den Augen rauszuschauen. Gleichzeitig wurde mir das auch egal. Irgendwie gab es keinen Maßstab mehr und es war auch keine Lösung in Sicht. Natürlich belasteten meine vielen Schmerzphasen und Einschränkungen zunehmend auch meine Familie und mein »ewiges Unfallthema« – wie sie mir erst nach der Operation gestand – war für sie schwer zu ertragen. (Man sollte auch eine Selbsthilfegruppe für die geplagten Angehörigen gründen, befand dann gar mein Sohn.)

Für die nachfolgenden Ferien hatten wir eine Ghana-Reise geplant. Bei Flügen hatte ich bislang noch keine Probleme bekommen; nur ein halbes Jahr nach dem Unfall waren mir auf einer Bahnreise in Indien diese schlimmen Gesichtsschmerzen widerfahren. Damals retteten mich meine Tabletten, die ich in meiner Verzweiflung sogar mit dem schmutzigen Zugwasser einnahm. – Von den Zusammenhängen zwischen Rütteln und

Schmerzen wusste ich noch nichts. Ich stieg ins Flugzeug, nachdem ich mir am Tag zuvor zur Vorsicht noch eine Spritze hatte geben lassen. Nach einiger Zeit fing es jedoch an mit Bohren, Reißen und Stechen im Gesicht. Es war die Hölle! Ich schluckte alles an Schmerztabletten, was ich finden und von den Stewardessen kriegen konnte. Es ging nicht weg und mir wurde dazu noch schrecklich übel. Da war ich nun da oben gefangen – die Grauenhaftigkeit lässt sich nicht beschreiben. In meiner Verzweiflung hatte ich mir sogar gewünscht, das Flugzeug würde abstürzen, so fühlte ich mich. Erst nach der Ankunft ließen die Schmerzen mit der Zeit nach. Der Rückflug dagegen war relativ erträglich, denn ich war nun mit einer Halsmanschette afrikanischer Machart versehen: mit Schleife.

Endlich die richtige Diagnose

Vor dieser Reise hatte ich mich um Informationen zu meinem Problem bemüht und nahm an einer Expertentagung zum Schleudertrauma teil. Als ich die Vorträge der Ärzte hörte, durchfuhr es mich nur noch: Das bist ja du, von der sie sprechen! Zum ersten Mal hörte ich von möglichen Weichteilverletzungen am Kopfgelenk – erstmals überhaupt von Kopfgelenkbändern – und daraus resultierenden Rüttelschmerzen, zudem von Tag-Nacht-Rhythmusstörungen als recht häufigem Symptom.

Danach suchte ich – Reisen durch halb Mitteleuropa in Kauf nehmend – einige dieser Ärzte auf, wobei mir als Erstes bestätigt wurde, dass meine Kopfgelenkbänder überdehnt waren und Risse hätten. Die Ergebnisse bei dem zweiten Spezialisten waren nicht weniger niederschmetternd: starke Gleichgewichts- und Kopfsinnesstörungen.

Zunächst fühlte ich mich, als stünde alles für mich still, doch irgendwie war ich auch erleichtert, endlich einen Anhaltspunkt zu haben. Der Neurootologe (siehe *Diagnostik*, S. 219) hatte mir zu einer Operation geraten, mich zuvor jedoch zu einem namhaften Manualmediziner geschickt, der mich dann, ohne Bildmaterial, identisch diagnostizierte. Dem mussten aber bald neue Kernspintomographieaufnahmen folgen, denn in meinen Kiefern machten sich – wie vorausgesagt – jetzt Atrophien bemerkbar: durch plötzlich wackelnde Backenzähne, stärkste Schmerzen, chronische Entzündungen und Abszesse. Eine schlimme Zusatzbelastung. Mein Orthopäde bekam das einmal durch eine Spezialeinrenkung hin, dann half auch die nicht mehr; genauso war's mit Schmerzmitteln. – Inzwischen trage ich nachts eine Kieferschiene. Ich soll auch Kaugummis kauen, nach meinem Zahnarzt möglichst große, um »Kiefer-Bodybuilding« zu treiben.

Nach der Behandlung des Manualmediziners ging es mir erst einmal so gut, dass ich ohne Manschette zurückreisen konnte. Mir wurde aber klar – denn am nächsten Nachmittag war alles schon wieder beim Alten –, dass ich mein Lebtag immer wieder in diese Behandlungen müsste, um durchzukommen. So raffte ich mich schließlich zu einem Besuch des Neurochirurgen auf, der mich auf der Tagung sehr beeindruckt hatte.

Auch die Untersuchungen dieses Spezialisten bestätigten die jüngsten Ergebnisse. Nachdem wir einen Operationstermin ausgemacht hatten, bekam ich jedoch ziemlich Angst, obgleich die Operierten, die ich sprechen konnte, ausnahmslos sagten, es gehe ihnen nun wirklich besser. In meiner Unsicherheit bat ich Freunde im nichteuropäischen Ausland, mich über die dortigen OP-Methoden zu informieren. Es stellte sich dabei heraus, dass das Verfahren in punkto Wirbelverschraubungen international ziemlich gleich ist und man damit vielfach sehr gute Erfahrungen gemacht hat. In einer speziellen Unfallklinik in Toronto z.B. würden HWS-Verletzte sofort einschlägig untersucht und inzwischen sehr schnell operiert, damit sich bestimmte langzeitbedingte Ausfallerscheinungen gar nicht erst entwickeln. Trotz solcher Ermutigungen machte ich noch weitere Umwege, über einen Schweizer Spezialisten bis zu einem von ihm empfohlenen niederländischen Kollegen. Dieser meinte, bei mir sei es z.B. genauso denkbar, dass ich »nur« einen Gelenkkapselriss mit Einblutungen erlitten hätte, der diese Beschwerden bewirkte und eine Operation unnötig machte. Kurz, ich zauderte noch eine Weile.

Weiteres Schrumpfen

Mein berufliches Arbeiten wurde zunehmend miserabler. Nachdem die Bänderschädigung und die Kopfsinnesstörungen diagnostiziert worden waren, sorgte mein Chef sehr schnell und unbürokratisch dafür, dass ich auf eine halbe Stelle gesetzt und mir (gottlob) die Oberstufe entzogen wurde. Auch die zuständige Behörde hatte sehr viel mehr Verständnis für mich als irgendeine Versicherung und deren Ärzte.

In der letzten Zeit vor dem rettenden Eingriff war ich nur noch zum Allernötigsten fähig. Sowohl Bewegung als auch Stillstand konnte unerträglich werden; die Schmerzen schlugen zu, wann sie Lust hatten, und in allen Bereichen war ich mürbe und kraftlos. Bei Zusammenkünften beherrschte mich am meisten die Angst, wann die Attacke wohl kommen werde, und wenn sie kam, war alles verdorben. Es konnte sein, dass ich in einem großen Supermarkt bereits auf dem Weg zur Kasse starke Trigeminusschmerzen hatte, immer stärker auch neben dem Nasenbein, was ich am allerschlimmsten fand. Abwechselnd links oder rechts kamen sie, wobei es war, als würde ein Rohr von innen quer durch den Kopf gestoßen. Eine »Schmerzröhre« ging direkt in die Augenhöhle.

Es gab für mich eigentlich nichts mehr zu verlieren, zugleich war ich immer gereizter und unausstehlicher geworden. Auch fühlte ich mich um mindestens fünfundzwanzig Jahre älter, dachte, so muss es sein, wenn du alt und einsam bist, nichts mehr vor dir hast, keine Perspektiven und Möglichkeiten mehr und keinen, der auf dich wartet. Aber es hatte auch Momente gegeben, wo ich dachte, warum kannst du dich nicht darin einrichten? Kannst dir ja Spritzen geben lassen und ohne Hektik leben. Aber so sah ich das nur in erträglichen Augenblicken. Die Schmerzen konnten diese auch von einer Minute auf die andere beenden. An meinem letzten Geburtstag vor der Operation z.B. überraschte mich mein Sohn, der ziemlich groß ist, mit etwas besonders Nettem. Ich gab ihm ganz begeistert mit einem kleinen Luftsprung einen Kuss auf die Wange – zack machte es, und alles war aus. Von unserer Feier weg musste ich zum Spritzen gebracht werden; es war halb zum Lachen, halb zum Weinen. Jetzt, nach der Operation, kann ich etwas übertrieben sagen: Es ist besser für mich, wenn ich Freudensprünge mache, als dass ich stillsitze. Es ist genau umgekehrt geworden: Bewegung verhindert Schmerzen!

Die Operation und ein neues Leben

Bei der Ankunft im Krankenhaus erzählte mir vor der Anmeldung ein Herr mit einem einschlägigen Verband am Nacken so positiv und guter Dinge von dieser Operation, dass ich mich voller Vertrauen auf diesen Eingriff einließ. Auch bereits die ersten Ergebnisse waren umwerfend: Als ich kurz aus der Narkose aufwachte, war ich sofort präsent, zu Hause anzurufen und fröhlich mein Überleben mitzuteilen. Am Abend, als ich richtig erwachte, rief ich laut: »Juhu, ich bin wieder da!«, und in mir jubelte es: Nicht fassbar, ich bin ja von Kopf bis Fuß an einem Stück da, bin aus meinem Schlamm heraus! Die Welt hat mich und ich hab die Welt wieder! Und über zwanzig Jahre jünger bin ich! Es war wunderbar. Am nächsten Tag begann ich bereits umherzulaufen. Ich hatte einen unglaublichen Drang, aus dem Bett zu kommen, wie von einem Gummiband gezogen. Ich rief alle Welt an, und immer wieder hörte ich da: Deine Stimme klingt ganz anders, und du bist ja so fröhlich! Und genauso fühlte ich mich. Auch meinen Orthopäden rief ich an, der bis zum Schluss etwas Bauchweh hatte, ob die OP das Richtige wäre. Das könne nicht wahr sein, meinte er, als er mich so anders hörte, und das auch gleich schon vom Münzfernsprecher in der Eingangshalle.

Als meine Familie kam, besiegte ich alle nacheinander in einem Geschwindigkeitskartenspiel. So reaktionsschnell und fit zu sein, das war bei mir völlig neu nach dieser ganzen Zeit. Und nichts tat dabei weh. Nur beim Liegen hatte ich natürlich an der Wunde Schmerzen und stärkere Beugungen blieben zunächst ein Problem. Nach wenigen Tagen schon durfte ich mit Sohn und Tochter in den Ort gehen, und dieser Ausflug bekam mir – einschließlich Essen im Restaurant – prima. Das ganz besondere Wunder für mich aber war: Ich erlebte die lange Rückreise – die Entlassung geschieht schon nach zehn Tagen – ohne den kleinsten Schmerz. Wieder zu Hause, prostete ich mir richtig glücklich zu: Jetzt ist ein großes Stück überwunden!

Auto fahren konnte ich nach etwa zwei Monaten wieder, die Haushaltsarbeiten jedoch waren noch lange kaum möglich; ich konnte mich nicht einmal zu meinem Kühlschrank bücken, aber ich bekam – neben einem Keilkissen – einen Greifstab verschrieben, der vieles erleichterte.

Die nach der Operation spürbar veränderte mentale Verfassung – die Fähigkeit, sich wieder für das Leben um einen herum zu interessieren und sich auf anderes als sein Unfallschicksal zu konzentrieren – kommt laut meinem Chirurgen daher, dass sich das Gehirn nicht mehr um Balance bemühen muss und auch wieder besser durchblutet ist. – Ich spürte dies sofort danach, körperlich und seelisch! Während der Kopf nach vorn und hinten voll beweglich bleibt, muss man allerdings verringerte Seitendrehungen des Nackens in Kauf nehmen – aber was ist das schon gegen all die Vorteile!?

Böse Überraschung mit gutem Ausgang

Normalerweise erreicht man die endgültige Beweglichkeit nach etwa sechs Monaten. Nach drei Monaten aber kam eine böse Überraschung: Die Horrorschmerzen kehrten zurück. Es war für mich der völlige Schock. Zuerst ging ich wieder zum Spritzen, dann fuhr ich erneut zu dem Neurootologen. Zunächst ließ ich mich daraufhin testen, ob nun außer meiner Schwindelsymptomatik auch die Kopfsinnesstörungen geringer geworden waren. Tatsächlich hatte sich beides deutlich gebessert, aber komplexere theoretische Sachverhalte konnte ich noch nicht wieder verarbeiten und erst recht nicht etwas Kreatives produzieren. Das sei auch noch viel zu früh, daran sei noch gar nicht zu denken, war die Antwort. Dann gestand ich – nachdem ich erst gedacht hatte, das dürfte ich gar nicht zugeben, wo ich doch überall meine Operation so gepriesen hatte –, dass ich wieder furchtbare Schmerzen hatte. Diesem Arzt zufolge geschah dies jedoch nicht selten.

Schließlich versuchte ich es auch erneut bei meinem Manualmediziner. Er bestätigte, dass es anderen genauso erging, erklärte, da wären Umstrukturierungen im Gange: Die einen Muskeln würden nicht mehr gebraucht, andere dadurch zu stark belastet. Ich solle mir das vorstellen wie eine überlastete Leitung, die eine Pause und einen Neuanfang bräuchte. Neben Spritzen bekam ich, fünf Tage in dem Ort eingemietet, Nackenmassagen wie vor der Operation, Wärmebehandlung und Akupunktur und, soweit nötig, chirotherapeutische Eingriffe – und all dies half wirklich. Als er mir zum Abschied ein Mittel zur Schmerzdämpfung verschrieb, das auch als ein Antidepressivum eingesetzt wird, fühlte ich mich entsetzt an frühere Psychodiagnosen erinnert, aber er beruhigte mich: Wenn jemand nicht depressiv sei, dann ich. Halb weinend war ich in der Praxis angekommen, ganz schmerzverzerrt, und herzhaft lachend und fröhlich kam ich wieder heraus.

Zwei Monate nach dieser Woche konnte ich beruflich wieder einsteigen – unter den Arbeitsbedingungen wie vor der Operation. Nach sechsmonatiger Krankschreibung war ich im ganzen Kollegium bestimmt die glücklichste Lehrerin. Bei der Kombination aus neuer Frische und angepassten Anforderungen hatte ich nicht mehr das Gefühl zu versagen und abseits zu stehen. Meine Tag-Nacht-Rhythmusstörungen – die nicht vergangen waren – konnte ich durch einen freien Wochentag und täglichen Mittagsschlaf ziemlich gut ausgleichen.

Auf die Notwendigkeit erneuter Behandlungen nach spätestens fünf Monaten war ich schon vorbereitet worden. Wenn diese nötig ist, kann ich nur kurz in einer Haltung verbleiben, bis ich Schmerzen bekomme. Diese sind aber heute schnell behoben und mittlerweile brauche ich für diese Hilfen auch nicht mehr weit zu reisen, da ich einen guten Chirotherapeuten in der Nähe fand. Dieser erklärte mir auch genau, wie durch die Operation, das heißt durch die Fixierung die oberen kleinen Nackenmuskeln inaktiv geworden seien und die Wirbelsäule ab C3 nach einiger Zeit immer wieder überbelastet werde oder sogar punktuell blockiere. Meinen gestörten Tag-Nacht-Rhythmus bestätigte er als ein bekanntes Phänomen bei solchen HWS-Verletzungen und als nicht willentlich steuerbar. Diese Objektivierung beruhigte mich, hatte ich mich deshalb doch immer noch geniert.

Weitere Besserung

Seit der Operation ist die Hauptsünde, längere Zeit in einer Haltung zu verharren. Begehe ich diesen Fehler, brauche ich auch jetzt noch Schmerz- oder Entkrampfungsmittel. Mein neuer Manualmediziner riet mir zu Vojta-Gymnastik, die einem neurophysiologischen Wiederaufbau dienen soll. Ich fand einen darauf spezialisierten Physiotherapeuten am Ort – und tatsächlich hilft mir die Behandlung sehr. Sie trug nicht nur zu einer deutlichen Reduzierung der Spritzen und zu immer längerem Sitzenkönnen bei, sondern ermöglichte mir bereits gewisse Arbeitserhöhungen und macht mich insgesamt zunehmend koordinierter und mutiger (so habe ich beispielsweise inzwischen meinen ersten Vortrag gehalten und bin einer Umweltgruppe beigetreten). Aufgrund dieser Fortschritte kann ich trotz der Notwendigkeit vorerst ständiger Vojta-Behandlungen (die übrigens sehr angenehm sind) und gewisser bleibender Haltungs- und Bewegungslimits sagen, ich bereue die Operation nicht! Mein jetziges Leiden gefällt mir jedenfalls sehr viel besser als das vorherige!

Wie aussagekräftig sind Tests?

Als zum Teil etwas fragwürdig empfand ich ein Testpsychologisches Gutachten, das ein Jahr nach der Operation von der Behörde angeordnet worden war, um über meine weitere Dienstfähigkeit zu entscheiden. Seinerzeit noch nicht allzu fit, musste ich mir bei einem Spezialisten drei Stunden lang Begriffe merken und Zahlen, Geschichten wiedererzählen und am PC Konzentrations- und Reaktionsspiele machen und fand mich nicht gut. Es kam aber heraus: überdurchschnittliche Intelligenz und nur gelegentliche Aufmerksamkeitsstörungen. Der Gutachter empfahl daraufhin eine schrittweise Erhöhung der Wochenstundenzahl. Da von meiner Seite ebenfalls geplant, freute ich mich darüber, doch es gab auch Befürchtungen. Was nämlich niemand erfuhr: Nach Hause zurückgekommen, musste ich mich sofort für den Rest des Tages hinlegen, so erledigt war ich. In der Schule war es das Gleiche: Drei Stunden unterrichten konnte ich, auch eine vierte, aber dann waren meine Batterien leer. Dies schien jedoch vor allem mit der Dauer des neurophysiologischen Wiederaufbaus zu tun haben, nicht mit der Intelligenz selbst.

Rechtliches

Von meinem Prozess erwarte ich mir einfach nur Gerechtigkeit. Durch die unfallbedingte Notwendigkeit permanenter Teilzeitarbeit (ich bin bis heute nicht in der Lage, über eine Dreiviertelstelle hinauszukommen) bestehen erhebliche Verdienst- und spätere Pensionsverluste, für die ich den Ausgleich möchte. Auch den Haushaltsschaden gälte es zu erstatten, ebenso wie all die Ausgaben für Fahrten, Hotels und Telefonate. Daneben möchte ich ein angemessenes Schmerzensgeld für das, was ich mitgemacht habe. Ob mein damals begonnenes Buch etwas eingebracht hätte, kann man natürlich nicht sagen. Es zählt vor allem, dass mir durch den Unfall einfach sehr viel an Lebensqualität genommen worden ist.

Erst nach dem abschließenden Schreiben der gegnerischen Versicherung konnte ich klagen. Für die Prozesskosten war ich zwar glücklicherweise abgesichert, doch das Verfahren schleppt sich genauso dahin, wie ich es immer hörte. Dies liegt jedoch nicht nur an den Gerichten. Der erste von der Justiz bestellte Gutachter war sich nicht sicher und empfahl mich deshalb noch an drei weitere Spezialisten. Bis heute habe ich dafür keine Termine erhalten – mehr noch, meine sämtlichen radiologischen Aufnahmen sind in der betreffenden Klinik verschwunden! Doch davor schon hatte ich mich gefragt, wie der beauftragte Radiologe anhand der jüngsten Röntgenbilder – mit sichtbarem Titan bis zum Kopfansatz – beurteilen sollte, ob meine Operation nötig gewesen war. Die anzuzweifeln hieße ja, dass mein Neurochirurg ein Krimineller wäre, der, um Geld zu machen, gesunde Nacken operiert.

Es geht also um eine Anerkennung meiner Unfallfolgen und der Notwendigkeit der Operation. Die Antwort des Prozessgegners auf die Klageschrift meines Anwaltes beinhaltet, dass ich gar nichts habe! Der chirurgische Eingriff findet darin nicht mal die kleinste Erwähnung. Dabei wurde in dessen Zuge auch noch entdeckt, dass in demselben HWS-Bereich obendrein eine Gelenkkapsel gerissen war. – Obwohl mir von der gegnerischen Seite der Abschluss der Sache mitgeteilt worden war, erfuhr ich später, dass sie seither alles weitere Medizinische erstattet hat, sogar die Kosten für meine Operation. Somit ist angesagt, dass ich nicht aufgebe.

Schleudertrauma?

Noch den Fluss überqueren und den Lärm der Straße verschwinden hören, dann bin ich da. Im Schutz einer mächtigen Bergflanke sonnt sich das Dorf an diesem prächtigen Herbstnachmittag, als gelte es, die letzte Wärme des Jahres aufzunehmen. Hier wohnt Esther.

»Ich kann meinen Bericht unmöglich mit dem Unfall beginnen.« Verletzlich wirkt die Frau am Küchentisch. Sie wartet auf das, was kommt, als erwarte sie Schweres. Davon bekam Esther tatsächlich genug ab in den letzten Jahren. »Wie hast du in der Zeit davor gelebt?«, versuche ich das Gespräch in Gang zu bringen. »Da waren mein Partner, mit dem es stimmte, und meine Arbeit, die mir sehr viel Freude machte, meine beiden Hauptsäulen. Darum herum gab es eine Menge anderes wie Sport und Reisen in ferne Länder. Zwar hatten wir keine Kinder, aber abgesehen davon waren wir wirklich zufrieden.«

Dieses harmonische Leben zerbrach, als Esthers Mann ganz unerwartet beim gemeinsamen Schneeschaufeln vor dem Haus zusammenbrach und starb. »Jetzt bist du ganz allein!«, reagierte sie auf den Schock. Allein im Leben, allein auch mit der Sorge um das Sportgeschäft ihres Mannes, dessen Zukunft in Frage gestellt war. Sie betäubte sich mit doppelter Arbeit. Eine wirkliche Welle von Trauer erfasste sie erst ein Jahr später, doch da war der Todesfall für niemanden mehr ein Thema.

In dieser Periode trat eine eigenartige Gefühllosigkeit in den Beinen auf. Das bessert sich schon wieder, dachte sich Esther. Doch nach einigen Monaten war sie so geschwächt, dass auch ihr Rücken nicht mehr trug. In den Gutachten, die später aufgrund des Schleudertraumas entstanden, ist die Rede von einem Kollaps, den sie damals erlitten habe. Rückenspezialisten empfahlen ihr nach vergeblichen Behandlungsversuchen sogar eine Operation mit Versteifung einiger Wirbel durch Metallplatten. In einer starken Abwehr gegen diese künstliche Versteifung war sie bereit, noch alles Erdenkliche zu probieren. Bis heute, selbst mit dem Schleudertrauma, ist Esther nicht operiert. Darauf ist sie offensichtlich stolz. Eine disziplinierte Lebensweise und tägliche Gymnastik stehen dahinter. Aber die Rückenschmerzen hatten einen hohen Preis: Sie musste ihre Arbeitsstelle aufgeben. »Das widerstrebte mir. Es war der einzige Ort, der wirklich noch mir gehörte. Hier erinnerte mich nichts an den verlorenen Partner.« Ein paar Monate lang brauchte Esther psychotherapeutische Hilfe. »Was mache ich bloß?«, fragte sie sich. Dann erkannte sie, dass ihr immerhin ihr Kopf geblieben war, sie ja noch etwas Neues lernen konnte.

Nach dem Neuanfang kam das Schleudertrauma

Mit neuer Energie wurde Esther aktiv und fand bald auch etwas, was ihrem Leben wieder einen Sinn geben konnte. Zwar hatte sie auf Anraten einen IV-Antrag gestellt, doch begann sie auf eigene Kosten eine dreijährige Umschulung zur Katechetin. Ihre Pfarrei sicherte ihr eine Praktikumstelle und zwei bis drei Klassen für später zu. Es war im Sommer, mehr als zwei Jahre nach dem Tod des Mannes, und in ihrem Leben waren endlich wieder Sonne und Zukunft.

Doch dann passierte der Unfall: Esther erlitt ein Schleudertrauma. Wann, wie und wodurch der Unfall geschah – das alles erfahre ich vorerst nicht. »Nein, davon kann ich jetzt noch nicht sprechen«, lehnt sie erneut ab, obwohl sie grundsätzlich gerne bereit ist, die eigenen Erfahrungen mitzuteilen, damit andere mit einem Schleudertrauma womöglich nicht derart verzweifelt und ausgeliefert dastehen, wie es ihr widerfuhr.

Esther musste ihr Leben nach dem Unfall in ganz andere Bahnen lenken. Vor allem ihre Kreativität – sie entdeckte ihre Freude und ihre Begabung im Töpfern – und die Befriedigung durch den Aufbau einer Selbsthilfegruppe tragen sie durch die schwierigen Zeiten. – Nach einer Pause scheint sie bereit, von der Zeit danach zu berichten: Sie nähert sich dem Ereignis in enger werdenden Kreisen. Wie es zu ihrem Schleudertrauma gekommen ist, werde ich erst vor dem Heimweg, bei einem Spaziergang zur Kirche erfahren.

Während der ersten Wochen strich sie von einem Tag zum anderen ihre Termine, aber immer in dem Gefühl, es gehe schon bald wieder gut. Doch dann bemerkte sie Schlimmes: Ich kann ja nicht mehr lesen! Und ich kann auch nichts mehr behalten! Wie ein Kartenhaus stürzte zusammen, was so verlässlich geschienen hatte und auch in den Zeiten schwerer Trauer und durch arge Rückenschmerzen nie in Frage gestellt geworden war: die Fähigkeit zu denken und zu entscheiden. »Nichts mehr konnte ich differenzieren. Was kommt vom Verlust des Partners, was vom Verlust der Gesundheit, was vom Verlust der geistigen Fähigkeiten? Verlust über Verlust – es war, wie wenn der Kopf, dem ich noch vertraut hatte, mir auch noch abhanden gekommen wäre. Ich hatte wirklich das Gefühl: Jetzt ...« Esther bricht ab und findet keine Worte mehr für das Unsägliche dieser Zeit. Es bleibt sehr lange ganz still im Raum. Den Wiederanfang finden wir nur mühsam. Ich spüre Esthers Müdigkeit und wie viel Anstrengung ihr das Gespräch verursacht.

»Noch nicht, nein«, wehrt sie die scheue Frage nach dem Unfall ein weiteres Mal ab. »Lieber erzähle ich von der Zeit danach weiter.« Stockend und mit mühsamem Suchen nicht nur nach Worten, sondern auch nach der richtigen Reihenfolge setzt sie ihren Bericht über das Labyrinth fort, in das sich ihr Leben mit dem Unfall verwandelt hatte.[10] Eine differenzierte Religiosität, die Schweres annimmt und gleichwohl nach Hilfe Ausschau hält, half ihr bei der Suche nach einem Ausgang. Mit

Fasten und Meditieren geriet sie auf ungewohnte Pfade, ja geradezu Gratwanderungen, deren Radikalität Außenstehende manchmal sogar erschreckte. Esther verhalfen sie zu einer Reorientierung. Bis sie jedoch ihr Schicksal wieder vermehrt in die eigenen Hände nehmen konnte, gab es noch manche enttäuschende Erfahrung.

Acht Wochen verbrachte Esther in einer Rehabilitationsklinik und versuchte dann, ihre Ausbildung fortzusetzen. Den Zweck sah sie nur noch im Training der geistigen Fähigkeiten. Es wurde nämlich bald klar, dass sie in dem Kurs nicht mehr mithalten konnte und, schlimmer noch, dass sie das Ziel, Katechetin zu werden, aufgeben musste. Dem bin ich nicht gewachsen. Etwas derart Neues? Das ist wirklich eine Schuhnummer zu groß. Esther kämpft beim Erzählen. Ihre Anstrengungen, ihre Tapferkeit im Annehmen, ihre Bereitschaft, sich neu zu orientieren – sollte das alles wirklich keine Früchte tragen?

Das Sportgeschäft gehörte damals noch Esther. Sie schildert den Gedanken, der ihr vor dem damaligen Nichts wie ein Rettungsanker aufgekommen war: *Mein eigenes* Geschäft entlässt mich nicht! *Das* nicht, auch wenn ich nicht mehr gut kann. Die frühere Ladenbesitzerin schüttelt den Kopf darüber, wie irrig dieser Gedanke war, und verlacht an diesem Herbstnachmittag, viele Jahre nach dem Unfall, die Naivität von damals.

Im Herbst 1995 war der Unfall geschehen, Ende Januar 1997 verkaufte sie das Geschäft, das immer noch besteht und sich nicht weit weg von ihrem Wohnort in einer Tourismusgegend befindet. »Widerstrebend musste ich einsehen, wie ich der Verantwortung nicht mehr gewachsen war. Es unterliefen mir Fehler, die einer Geschäftsführerin mit Angestellten besser nicht passieren. Ich überanstrengte mich andauernd ..., auch weil in dem Schnelllebigen dieser Branche das Tempo so fordernd ist.« Esthers Worte sind leise und in Wirklichkeit so, als suchten sie den Weg durch den Dschungel von Buchstaben und Satzbau. Manches verliert sich dabei im Dickicht und versinkt fast. »Es kam für mich eine Zeit, in der ich mich sehr, sehr nackt fühlte, auch vom Finanziellen her. Eine Witwenrente bekommt man als Kinderlose nur, wenn man das 45. Lebensjahr erfüllt hat! Wir waren fast dreiundzwanzig Jahre verheiratet gewesen, als mein Mann starb, aber erst ein paar Monate später wurde ich fünfundvierzig. Ich erhielt zwar eine fünfjährige Abfindung von der Minimalrente: Bleibt man anschließend nicht fünf Jahre gesund – und das blieb ich ja nicht –, muss man sie zurückbezahlen.« Nur Erben brauchen sie nicht zurückzubezahlen.

Grundvertrauen und Existenz zerstört

Esther geriet in eine schwierige Zeit. Die Versicherung versuchte, alle Unfallfolgen auf die schon bestehenden Schäden zu schieben. Zunächst zog Esther in eine kleinere Wohnung um, damit – in ihrem Wortlaut – »wenigstens ... die Kosten ein bisschen ..., weil ich recht lange nicht wusste ..., wegen der Versicherung, ... obwohl ich vom Anwalt schon wusste, dass es irgendwann einmal gut komme. Aber es gibt so immens viele Hindernisse und dauert so lange. Dass irgendwo ... Ich habe einfach, wenn etwas ... wenn der Unfall, ich sage, mir etwas nicht ganz zerstört, aber mich sehr, sehr massiv verletzt hat, dann ist es irgendwie ein Grundvertrauen ... auch mir selber gegenüber.« Es ist lange still. »Während ich mir früher gut zureden konnte, du schaffst es schon, es gibt sicher einen Weg, ist dieser Boden wie gar nicht mehr da. Es ist jetzt ein *Mach dir nichts vor*.

»Um sich sagen zu können, ich finde schon einen Weg, braucht man die Gesundheit, die Arbeitskraft, Zuversicht«, versuche ich zu relativieren. Doch Esther winkt entschieden ab. »Aber das alles hatte mir vorher doch auch schon gefehlt! Im Vergleich dazu brach das Schleudertrauma in eine viel tiefere

Schicht des Urvertrauens ein. Alles, was mir vorher passierte, war auch sehr schwer gewesen, hatte das aber nicht verletzt! Erst das Schleudertrauma hat wie eine Wunde geschlagen in dieses Urvertrauen. Es ist sehr schwierig, das zu formulieren. Versteht man mich?« Esther versucht, all das Schwere der letzten Jahre im Einzelnen gerecht zu gewichten. In diesem Tun erinnert sie mich fast an den Chor einer griechischen Tragödie oder eine antike Gottheit. Schließlich fällt sie das Urteil: »All das Übrige war auch ein Identitätsverlust gewesen, aber das Schleudertrauma, das traf mich in einer viel, viel tieferen Schicht. Dennoch hatte ich die Empfindung, es müsse doch alles einen Sinn haben; nur kannte ich ihn nicht.«

Mich interessiert die Frage, wie Esther damals ärztlich oder therapeutisch betreut worden war und ob es sonst jemanden gab, der sie begleitete. »Nach dem Unfall wurde ich nirgendwo mehr verstanden. Es lag bestimmt auch an mir, weil ich ja selber gar nicht verstand, was mit mir los war. Unterstützung vom Arzt? Den musste ich wechseln. Er kannte meine Vorgeschichte. Nach dem Unfall passierte es zum ersten Mal, dass ich in diese Praxis hineinging, weinte und klagte: Ich schaffe es einfach nicht mehr. Ich kann nicht mehr schlafen, ich kann nicht mehr lesen, ich weiß nicht mehr, wie ich es machen soll! Da antwortete er mir: ›Ach, trinken Sie am Abend zum Schlafen ein, zwei Gläser Rotwein.‹ Als ich erwiderte, ich hätte ja muskelentspannende Mittel, von denen es in der Packungsbeilage heiße: ›Vorsicht mit Alkohol‹ – da lachte er nur und riet: ›Nehmen Sie die Tabletten um achtzehn Uhr und den Alkohol um zwanzig Uhr. Auto fahren Sie ja ohnehin nicht mehr.‹ Für mich war das schockierend, jemandem, der allein ist und klagt, er schaffe es nicht mehr, Alkohol zu empfehlen!« Offenbar sah der Hausarzt Esther weder als alkoholgefährdet noch als depressiv oder labil an und vertraute auf die früher an ihr bekannte Energie und Willensstärke. Esther fühlte sich nicht ernst genommen. »Das lief übrigens nicht nur bei ihm so«, fährt sie fort, »überall hieß es, ich müsse eben Geduld haben. Machte mir jemand einen Besuch, wenn ich das so häufige und so schlimme Kopfweh hatte, hieß es nach kaum zehn Minuten: Ich komme wieder einmal, wenn es dir besser geht. Und ich konnte noch nicht einmal herausbringen: Wenn nur ..., ich wünschte mir manchmal nur ... Der Besuch müsste gar nichts sagen – wenn nur jemand da wäre! Aber ich konnte das nicht mehr formulieren. So wandte ich mich an den früheren Therapeuten. Sein Rat war, den Kick müsse ich mir unbedingt noch geben: den Arzt zu wechseln.«

Die Sache selber in die Hand nehmen half

Esther meldete sich daraufhin selbst zu einer Untersuchung in einer Rehabilitationsklinik an. Von den vorausgehenden Wochen berichtet sie: »Ich lebte in dem Gefühl, nächstens einmal würden mir die Nerven reißen. Ich erledigte im Geschäft, das ich damals ja noch führte, die Hauptbuchhaltung, zog mich im Übrigen aber zurück. Den Computer ließ ich mir nach Hause geben, damit die Angestellten mir das Nötigste schicken konnten. Bereits nach zehn Minuten am Bildschirm war ich einfach fix und fertig.« In dieser Zeit unterzog sie sich auch einer Physiotherapie und bekam eine Halskrause verordnet.

Auch der untere Rücken machte ihr wieder erhebliche Probleme. Sie brachte viel Disziplin auf, merkte aber, dass es ihr wirklich nicht mehr gut ging. »Vom Arzt der Rehabilitationsklinik kann ich nur sagen, der hat es jetzt aber geschnallt! Er untersuchte mich, rief darauf in meinem Beisein den Hausarzt an und gab durch, er erwarte von ihm innerhalb von zehn Minuten das Fax zur Klinikeinweisung.« Zwei Tage später konnte sie eintreten. Nach dem Unfall, der nun zwei Monate her war, endlich einmal ernst genommen zu werden tat ihr sehr gut. Die

Fortschritte waren jedoch gering. »Nach drei Wochen erst schaffte ich es, wenn ich auf dem Rücken lag, den Kopf wenigstens um Millimeter vom Bett zu heben!«

Als Esther entlassen wurde, fing der Versicherungskrieg an: Was ist ein allfälliger Vorschaden, was sind die Folgen von dem Schleudertrauma? Eine Tretmühle bis heute. – Und dann wuchs so langsam die Einsicht: Längerfristig machst du dich nur kaputt, wenn du das Geschäft nicht weggibst.

Bewusstes Schweigen half

»Ich entschloss mich zum Verkauf und machte hinterher etwas ›Verrücktes‹, was mir sehr, sehr gut tat.« Esther zögert, ob sie davon erzählen soll, doch dann berichtet sie mit Nachdruck von dem einschneidendsten und hilfreichsten Erlebnis jener Zeit. »In einem ehemaligen Kloster nahm ich an einer Freizeit teil, die sich ›Fasten und Schweigen‹ nannte. Außer um Meditation ging es um Leib-Erfahrung. Die ganze Zeit redete man nichts. Es war zwar nicht ganz einfach, aber wenn ein bisschen Urvertrauen wieder zurückkam, dann geschah das in diesen zehn Tagen. Dass du dir das nach alledem nur antun kannst, war die Reaktion einiger Bekannter. Aber bei mir löste diese Erfahrung viel. Ich fand endlich wieder Anschluss an eine Geborgenheit, die ich nirgendwo sonst mehr gespürt hatte. Die Wortlosigkeit tat mir nur gut: Meine Sprache war durch das Schleudertrauma ja so stark beeinträchtigt! Hier war nicht wichtig, was ich kann und was für einen Status ich in der Gesellschaft habe. Wir waren alle gleich. Nicht einmal eine Vorstellungsrunde gab es. Während dieser Tage ging mir auf: Was uns voneinander trennt, ist eigentlich das, was wir für so wichtig halten, unser Machen. Auf diesen Erfahrungen baute ich später auf, als ich die regionale Selbsthilfegruppe für Schleudertraumabetroffene mit anderen zusammen ins

Leben rief.« Esthers Unfallgeschichte nahm damit eine erste positive Wende. Durch diese extreme Erfahrung fand sie wieder zurück zu sich selbst und bekam wieder Vertrauen ins Leben. Es ist allerdings ein in vieler Hinsicht ganz anderes Leben geworden.

Ungesicherter Lebensunterhalt

»In punkto Versicherung geriet ich zwischen Stuhl und Bank: einerseits durch den Vorschaden am Rücken, andererseits dadurch, dass ich im Personalbüro nur halbtags gearbeitet hatte. Die Berechnung der Rentenleistung geht nur von meinem Angestellten-Lohnbestandteil aus. Was ich im eigenen Geschäft verdiente, kann man erst später vielleicht einmal über die Haftpflicht abgelten. Zu 25 Prozent sei ich noch arbeitsfähig, befand die Invalidenversicherung, was sie mir mit 12 000 Franken und dem Spruch anrechnet, so viel könnte ich in einem Altersheim verdienen. Dieser Betrag wird zur IV dazugezählt. Die Differenz zu den 80 Prozent des Halbtageslohnes ergibt die Rente. Das sind ...« Esther unterdrückt ein halbes Lachen und sagt dann trocken: »456 Franken. Aber es geht, es muss.« Sie beschreibt den Kontakt zur Versicherung als teilweise äußerst schwierig. Dabei konnte die sonst stille Frau durchaus auch Wutausbrüche bekommen. Zur einstigen Arbeit hatte außer den Lohnabrechnungen auch das Bearbeiten von Unfall- und Krankenakten gehört! Die Leute, mit denen sie in den Versicherungen zu tun hatte, kannten sie daher fast durchweg vom Arbeiten her. Das hatte den Nachteil, dass dumme Sprüche doppelt schmerzten. Als Bauersfrau würde sie schon lange wieder arbeiten, wurde ihr zum Beispiel gesagt. Schließlich übergab sie den Kontakt zur Versicherung einem Anwalt.

Röntgenbilder verschwinden

»Das Verrückte war, dass sie dort auch noch alle meine Röntgenbilder verloren! Irgendwo zwischen ärztlichem Gutachter und Versicherung ...« Esther bricht ab, trocknet sich mit dem Papiertaschentuch die Augen. »Über so etwas kommt man ins Studieren. Sie redeten sich heraus: Ja, ob ich mir denn keine Kopien gemacht hätte? Am Schluss bekommt man immer den Schwarzen Peter! Man ist so unter Beweisdruck. – Mit einem der ärztlichen Gutachter traf ich es gar nicht gut. Ich musste im Slip auf den Zehen und Fersen im Untersuchungszimmer umhergehen, wobei er hinter mir stand. Plötzlich fragte er mich, ob ich immer noch allein lebe. Als ich etwas aggressiv zurückfragte, was das mit dem Unfall zu tun habe, beharrte er bloß: Er müsse auch wissen, wie es bei mir mit dem Alkohol stehe und mit dem Rauchen: Es könne ja sein, dass ich aufgrund meines Lebenswandels nicht mehr arbeitsfähig sei! Da bekam ich eine solche Wut und verlor die Nerven.«

»Als ich angezogen und im Sitzen war, da hätte er mir ruhig sagen können: Ich muss Ihnen da noch ein paar persönliche Fragen stellen. Er, der die Röntgenbilder kannte und mir früher anerkennend gesagt hatte, ich hätte über das Krafttraining und den Muskulaturaufbau viel erreicht – er hätte doch wissen müssen, dass der Lebenswandel noch ein Stück weit stimmt, wenn man jeden Tag eisern seine Übungen macht!«

Wirtschaftlich nie mehr selbstständig

»Das Schwierigste am Kontakt mit der Versicherung ist dieses Ausgeliefertsein an ihre Macht und die eigene Ohnmacht. Wohl ist das auch ein inneres Thema von mir, aber durch das Schleudertrauma begegnete es mir auch einmal von Außen, und zwar ganz deftig. Das war und ist etwas, woran ich sehr schwer beiße. Da ist diese zum Teil ohnmächtige Beweisnot: Wo es sich gar nicht beweisen lässt und ich es auch mir nicht einmal selbst beweisen kann!« Die Folgen des Schleudertraumas zu beweisen ist tatsächlich nicht einfach, da es die frühere Geschichte mit der Lendenwirbelsäule gibt. Erschwerend kommt dazu, dass der Unfall passierte, als Esther in einer Umschulung war. In dieser Phase hatte sie noch gar kein Einkommen und sollte dennoch nachweisen, wie weit genau man sie danach eingestellt hätte. »All das Hypothetische daran war so schwierig. Das Anklopfen und Bitten: Ich sollte ..., ich brauche ... Ich bin ein Typ, der gerne gute Arbeit leistet und danach, aber nicht vorher, eine Bestätigung erbringt. Nun sollte ich etwas belegen, von dem ich noch gar nicht wissen konnte, ob ich es denn gut gemacht hätte.«

Auch der inzwischen erfolgte Verkauf des Geschäfts wird bis jetzt nicht in den Schaden einberechnet. Esther bekommt variantenreiche Ausreden zu hören. »Ja, wissen Sie, in der heutigen, wirtschaftlich schwierigen Zeit ...« »Ja, wissen Sie, die kleinen Sportgeschäfte. Der Druck wird halt auch immer größer ...« Ihr wird bedeutet, das Geschäft wäre sowieso verschwunden und außerdem: Als Frau in der heutigen Zeit ein solches Geschäft führen? Mit Personal? Da geht es einem wegen dem Druck sowieso nicht gut, noch dazu ohne Partner! Es ist eine Kette, in der sich alles schließt. Esthers Stimme klingt resigniert, als sie hinzufügt: »Jedes Argument wendet sich gegen einen. Versucht wird's zumindest, und man empfindet es eben zum Teil auch genau so.« Wir kommen zurück auf den Verkauf des Geschäftes. Esther wählte unter verschiedenen Möglichkeiten nicht die ertragreichste, sondern eine menschlich faire, indem sie es dem Angestellten überließ, der es in schwierigen Zeiten mitgetragen hatte. »Ohne ihn wäre ich ja völlig aufgeschmissen gewesen nach dem Unfall«, sagt sie dazu.

»Meine geistigen Defizite stammten ganz klar von dem Unfall, wurde festgestellt. Die Gutachterin, eine Neuropsychologin, schrieb krass und brutal ..., dass ich nicht mehr in der Lage wäre, wirtschaftlich selbstständig ...« Vermutlich vor Gram versandet der Satz. Trotz allem: Esther rühmt diese Psychologin, denn sie hatte sich genug Zeit genommen, als Esther darauf bestand, sie wolle das Gutachten nicht nur im Briefkasten finden, sondern ein Gespräch darüber führen.

Atemtherapie, Krafttraining und Hinlegen

Esther fand mit der Zeit wie auch durch hilfreiche Tipps heraus, was ihr Erleichterung bringt. Ein Krafttraining, zu dem sie zweimal in der Woche geht, gehört dazu. In der Rehabilitationsklinik war ein Therapeut, der ihr verstehen half, welche Muskeln sie ein bisschen fordern darf und welche überhaupt nicht. Außerordentlich wohltuend war und ist eine Atemtherapie, die sie regelmäßig besucht. »Durch meinen Körper zu lernen, wo etwas zu viel für mich wird, bevor ich es zu spüren bekomme, ist für mich ein großes Thema.« Esther erwähnt den Glaubenssatz »Wenn man nur will, dann geht's«, einen tief in ihr verankerten Satz aus der Tradition der einfachen bäuerlichen Menschen, die sich in der Konfrontation mit Krankheit, Unfällen und anderer Unbill damit selbst aufhalfen. Er half Esther, nicht unterzugehen – machte ihr jedoch ebenso ihre Behinderung deutlich. Warum, mit allem Wollen, schaffte sie es dieses Mal denn nicht? Wenn man will, dann geht's, funktioniert nicht bei einem Schleudertrauma, musste sie einsehen. Damit lässt sich auch keine andere ernste Verletzung kurieren.

»Was ich sonst noch machte: Übungen zu Hause für mich allein, wie ein feines Dehnen und mich zwanzig Minuten lang still hinlegen: Das war auch eine Kunst! Das war sogar sehr schwer! Vor dem Unfall war ich eine Person, die Wut, Aggressionen oder wenn's einmal zu viel im Geschäft geworden war, über Bewegung abbaute. Das Umlernen, wie man solche Impulse in Ruhe loswerden kann, das war ...« Jetzt lacht Esther, wie ich sie vorher nicht lachen hörte an diesem Nachmittag. Sie lacht über die einfachen Methoden, die ihr einmal genügt hatten, um aus der ganz alltäglichen Bredouille herauszufinden, die sich dann und wann an hektischen Tagen einstellte. Sie schwang sich damals auch aufs Fahrrad, strampelte in gutem Tempo die paar Kurven ins Nachbardorf hinauf, hängte sich für zwei, drei Schluck Wasser an die Brunnenröhre und hinunter ging's mit Fahrtwind nach Hause und alles war wieder gut. Auch Skifahren oder Tennisspielen machten ihr Freude. Das alles kann sie nicht mehr machen. »Alpin Ski fahren – eine heikle Sache, wenn man an der Lenden- und in der Halswirbelsäule etwas hat, außerdem auch kritisch, denn passiert etwas, heißt es bei Gutachtern und Versicherungen ja bloß, alles komme davon.« Das Risiko einer neuen Komplikation ist ihr zu beträchtlich.

Ärztliche Behandlungen

»Schmerzmittel und Rheumamittel bekam ich, jedoch sehr niedrig dosiert. Einesteils bevorzugte ich es selbst so, anderenteils hätte ich vom Magen her gar nicht mehr vertragen.« Esther hatte nach dem Unfall Probleme mit dem Essen bekommen und wog nur noch fünfzig Kilo, was ihr selber Angst machte. Bei einer Größe von einsdreiundsiebzig war das eindeutig zu wenig. Wegen der Unverträglichkeit der Medikamente nahm sie nur dann Tabletten, wenn sie das Gefühl hatte, es schlicht nicht mehr auszuhalten. »Durch die Nacht konnte ich mir mit der früher, in der Zeit der extremen Rückenschmerzen gelernten Technik der Selbsthypnose helfen. Immer wieder brauchte ich nun das ruhige Liegen. Es half mir.«

Die Schatten sind lang geworden. Es wird Zeit für mich, aufzubrechen. Was mag Esther wohl genau zugestoßen sein? Noch immer warte ich auf die Antwort. Sie begleitet mich über einen Umweg zur Postautostation. Duft vom frisch geschnittenen Emd (Schweizerdeutsch für den letzten Grasschnitt im Jahr) erfüllt die Luft. Der Weg führt am Kirchhügel vorbei; wir spazieren zum Friedhof mit der friedlichen Aussicht in die weiche Abendstimmung. Dort erst, in der Nähe des Grabes ihres verstorbenen Mannes, kann sie von dem Unfall doch noch berichten.

Der Unfall

»Es geschah auf dem Nachhauseweg. Ich fuhr auf der Autobahn in einer Kolonne. Ein Personenwagen bremste vor mir an einer Baustelle ganz stark ab, weil da irgendetwas war. Ich stand ebenfalls auf der Bremse und weiß noch, dass ich gedacht hatte: Ui, es reicht. Im selben Moment krachte es. Hinter mir war der mit Humus geladene Kleinlaster einer Gartenbaufirma, gefolgt von einem Kleinbus. Dieser Fahrer hatte nicht aufgepasst und fuhr ungebremst in den Kleinlaster auf, der in mich krachte und mich noch ein bisschen in den Wagen vor mir schob. Wir mussten etwa eine Stunde lang warten, bis die Polizei kam. Sie führte uns auf die Raststelle in der Nähe und nahm dort alles zu Protokoll. Ich spürte etwas Seltsames, ... nicht direkt wie Kopfweh, und sagte das dem Polizisten auch, der zu mir nur meinte, ich dürfe nicht mehr heimfahren, weil ich hinten am Wagen kein Licht und keine Blinker mehr hätte. Ich müsse nicht mehr weit, sagte ich, und hatte dabei doch, um in mein Dorf zu kommen, eine Autobahnfahrt von mindestens drei Stunden vor mir sowie eine Riesenstadt zu durchqueren! Inzwischen war es Nacht geworden. Irgendwie kam ich heim und ins Bett. Meine Empfindung war: Jetzt ist es so, wie wenn man aus Australien mit dem Flugzeug heimkommt. Man ist nicht mehr in der Luft, aber man hat das Gefühl, man fliege immer noch. Die Geräusche sind da, scheinen aber alle weit weg. Am Morgen danach konnte ich mich nicht mehr bewegen. Irgendwie schaffte ich es noch zum nächsten Arzt, der mich direkt als Notfall einwies.«

Esther hatte keine Ahnung, welcher Art ihre Verletzung war. Was ein Schleudertrauma ist, wusste sie schon gar nicht. »Vom Schleudertrauma hörte ich zum ersten Mal überhaupt etwa vier Monate später, als ich von der Rehabilitationsklinik zurückkam. Der Ausdruck war bei mir nie gefallen. Man redete unklar von Unfallfolgen, aber nie von Schleudertrauma. Da hätte ich auch zuerst fragen müssen: Schleudertrauma? Was ist das?«

Nachtrag

Esther erlitt ein halbes Jahr nach dem Gespräch am Unfalldatum, wiederum durch Heckaufprall sowie in ähnlicher Konstellation, ein zweites Schleudertrauma.[11]

Wirklich nur ein kleines, kein richtiges Schleudertrauma habe sie erlitten, damals in der Eisenbahn, hatte mich Anna am Telefon auf die Begegnung mit ihr vorbereitet. Sie berichte trotzdem gerne, denn es habe ihr gezeigt, wie es mit einem schweren Schleudertrauma sein müsse. Die Zugfahrt zu ihr hinaus aufs Land ließ friedliche Szenen vorbeigleiten, Heuwiesen, Seen mit Badenden.

»Kannst du dich an das andauernde Regenwetter im Frühling 1999 noch erinnern?«, nimmt Anna, Mineralwasser einschenkend, das Gespräch auf. In der Mittagshitze des Hochsommertages will die Erinnerung an den nasskalten Frühling vor zwei Jahren bei mir nicht recht aufkommen. Aber Anna vergisst diese Zeit wohl nicht so leicht.

Die Welt verlor für sie die Farben

Damals kam es in der Schweiz nach den tagelangen Regenfällen in verschiedenen Regionen zu Überschwemmungen und Erdrutschen. »Ich nahm an einem solchen Tag die S-Bahn, weil ich in die Stadt wollte, um einzukaufen und danach noch einen Vortrag zu besuchen. Das Wetter war trüb und es regnete. Im Zugabteil sitzend, dachte ich an meine Pläne. – Die Bahn nahm volle Fahrt auf; mir wollte sogar scheinen, der Lokomotivführer wolle eine Verspätung einholen. Da gab es auf einmal einen heftigen Schlag. Mich warf es nach vorn in den gegenüberliegenden Sitz, dann für einen Moment wieder zurück. Ich merkte das, obwohl der Augenblick sehr kurz gewesen sein muss, denn das Gleiche passierte direkt darauf noch vier oder fünf Mal. Gegen die Scheiben war von unten Dreck heraufgespritzt – man konnte überhaupt nichts mehr sehen. Dann begann der Zug sich langsam zur Seite zu neigen. Unten rauschte ein Fluss. Ich bekam echte Angst. Es hatte ein unheimliches Donnergeräusch gegeben, doch zu sehen war nichts.«

Anna erinnert sich ebenso, was bei ihr selbst ablief: »Es hob mich aus mir selbst heraus. Anders kann ich das nicht beschreiben, auch wenn das komisch klingen sollte. Ich hatte die Empfindung, nicht mehr bei mir zu sein, und dann ...« – das Weitersprechen fällt ihr kurz doch schwer –, »dann kam das: Ich verlor die Farben! Alles war grau, die Leute, die ganze Umgebung, obwohl ich sah, dass sie angezogen waren wie vorher; ich war außerhalb und gleichzeitig wie über mir.« Anna verwunderte sich damals aber gar nicht darüber: »Es war einfach so.« Sie schaffte es aufzustehen und in Richtung Ausgang zu gehen – doch die Zugtür klemmte. Mit erstaunlich klarem Kopf analysierte sie die Lage: Es stinkt nichts, also brennt es nicht. Keine Panik da. Als die Türen irgendwann aufgingen und sie den Zug verlassen konnte, stand vor ihr im Dreck eine junge Frau. Anna schien, als sei diese noch mehr aus sich herausgetreten als sie selbst, denn sie rührte sich überhaupt nicht. Da erkannte Anna, dass sie dies gar nicht mehr konnte. Auch als sie ihr Schutz anbot und ihren Schirm über sie hielt, kam von der jungen Frau keine Reaktion. Da überfiel Anna die Vorstellung, was wäre, wenn jetzt die erste Hilfe käme und sie selbst nichts von den Ärzten wissen wollte. In diesem Moment wollte sie keinerlei Medikamente bekommen, keine Chemie. Dieser Gedanke ergriff sie mit solcher Macht, dass sie die junge Frau stehen ließ.

Alles entgleiste ihr

Anna verließ die Unfallstelle und ging zur nächsten Straße; dort machte sie Autostopp. Der Autofahrer, der sie mitnahm, fragte sofort, was denn mit ihr los sei; schlecht sähe sie aus. Es sei nichts, war ihre Antwort, es sei nur eben ihr Zug entgleist.

Darauf wollte er sie zur Umkehr nach Hause bewegen. Doch um keinen Preis hätte sie sich zu diesem Zeitpunkt von ihren Vorhaben in der Stadt abbringen lassen. Abgesehen davon war es ihr nicht danach, an der Stelle, wo das Unglück passiert war, so schnell wieder vorbeizukommen. So brachte der Fahrer sie wenigstens zum nächsten Bahnhof, weil von da aus ja auch ein Zug nach Hause fahren konnte. Es herrschte Feierabendverkehr dort und der unterbrochenen Linie wegen ein fürchterliches Gedränge. Irgendwann kam eine S-Bahn in Richtung Stadt und sie stieg ein. Auch die im Abteil vis-à-vis sitzende Frau erkundigte sich, was mit ihr denn los sei. Annas Antwort blieb dieselbe wie dem Autofahrer gegenüber. Auch von der Passagierin kam der Rat »Gehen Sie lieber nach Hause«. Vergeblich.

Das Ausmaß ihres Schocks ist im Rückblick jedoch zu erkennen. Nachdem ich ihr über Somatic Experiencing für eine kurze Phase geholfen hatte, wachgerüttelten Körperempfindungen zu folgen, seufzt Anna: »Ich wusste gar nicht, dass das noch so stark in mir ist, ich hatte das doch schon so oft erzählt!«

Wie die Farben zurückkamen

Irgendjemand hätte sie einfach am Arm nach Hause führen sollen. So aber lief ihr Programm weiter: in die Stadt gehen, zum Einkaufen und zu dem Vortrag. »Kaufen Sie sich wenigstens etwas zu essen«, hatte die Mitreisende ihr noch mit auf den Weg gegeben. Sie kaufte sich gehorsam ein Brötchen, wusste aber nicht, was sie damit anfangen sollte: *Kaufen* hatte die Frau nur gesagt, nicht *essen*. An diesem Tag, gut zwei Jahre später, lacht sie kopfschüttelnd darüber, wie ihr damals alles entgleist war. Erst irrte sie auf dem Bahnhof umher und dann fand sie die Läden nicht! Irgendwann wurde ihr auch klar, dass sie gar nichts nach Hause tragen konnte. An dem Punkt kam Anna erstmals die Erkenntnis, wenn auch erst nur diffus, dass etwas mit ihr nicht stimmte. Und zu allem fehlte ihr weiterhin die Farbsicht! Da drängte sich ihr ein wanddeckendes Altarbild im Sakralraum der Kirche auf, die sie hie und da in der Stadt besuchte: Dieses musste sie aufsuchen! Anna fand nach einigem Umherirren den Raum und setzte sich dort gedanklich in die Mitte des Bildes hinein, ins Gelb. Sie wollte sich die Farben zurückholen. Als sie den Raum verließ, hatte sie tatsächlich etwas von dem, was sie verloren hatte, zurückbekommen.

Große Desorientierung

Nun wollte Anna ihren Mann anrufen. Kurz vorher war die Familie umgezogen, doch jetzt konnte sie sich weder an ihre Telefonnummer noch an ihre neue Adresse erinnern. Als sie es endlich doch schaffte, reagierte ihr Mann richtig. Er gab ihr exakte Anweisungen, wie sie nach Hause gelangen sollte; Befehle seien es eigentlich gewesen. »Mein Mann realisierte sofort, was mit mir los war. Aschgrau hätte ich ausgesehen, wie ein Leichentuch, sagte er mir später. Schmerzen hatte ich keine und hielt an dem Abend wie auch weiterhin daran fest, dass mir ja gar nichts wirklich passiert sei. In der Nacht bekam ich heftiges Kopfweh, das vier oder fünf Tage anhielt. Außerdem war mir, als falle alles aus mir heraus, die Augen, die Zähne, die Därme. All das war noch vorn, irgendwie außerhalb meiner, während ich mit dem Rest des Körpers schon nach hinten in die Sitzbank geworfen war. Schrecklich war das und so fühlte ich mich auch. Ein paar Tage konnte ich nichts essen außer Milch mit eingetunktem Brot.« Der ganze Körper tat ihr weh, außerdem war ihr zum Erbrechen schlecht, der Mund ganz trocken. Annas Angehörige mahnten sie, der Schweizeri-

schen Bundesbahn den Vorfall zu melden. Da sie die Unfallstelle – der Zug war in einen Erdrutsch aufgefahren – verlassen hatte, war bei ihr auch nichts aufgenommen worden. Nun
ließ sie ihre Angaben im Nachhinein im Stationsbüro proto-
kollieren. Bis auf einen Brief mit der Bestätigung, den Vorfall
gemeldet zu haben, hörte Anna von Seiten der Bahn jedoch nie
etwas.

Wege und Umwege zur Hilfe

Ein paar Tage nach ihrem Unfall suchte Anna ihren schulmedizinisch wie homöopathisch geschulten Hausarzt auf. Er gab
ihr Medikamente gegen den Schock und diagnostizierte ein
Schleudertrauma. »Nur ein kleines«, relativiert Anna. Auf die
Idee, sich krankschreiben zu lassen, kam sie nicht, da sie nicht
an eine längere Sache dachte und ohnehin auch ein paar freie
Tage hatte. – Ihre Teilzeitstelle (40 Prozent) in einem Heim für
erwachsene Behinderte konnte Anna trotz der Beschwerden
und einiger Einbußen, die sich bei ihr allmählich einstellten,
beibehalten.

Allerdings hat sie einen Schaden davongetragen, der sie
x-mal am Tag beeinträchtigt. Im Moment des Augenöffnens,
nach kurzem Schließen oder Blinken des Auges hat sie Licht-
kränze vor sich. Nichts Poetisches oder Erhebendes soll ich mir
darunter vorstellen, sie seien in der Form von Wurstkränzen,
flimmernd wie Neon – umso störender, je dunkler das sonstige
Licht.[12] Lesen ist dadurch problematisch für Anna geworden.
Von ihrem Augenarzt jedoch fühlte sie sich darin überhaupt
nicht ernst genommen. Alles, was er dazu sagte, war, solche
Schäden habe man oft schon vorher, ohne sie zu bemerken!
Alle Sehtests und Untersuchungen ergaben nichts außer der ihr
bekannten Tatsache, dass sie abgesehen davon gut sah und das
trotz ihrer gut fünfzig Jahre. Seinen Bericht an die Schweizeri-

schen Bundesbahnen bekam Anna nie zu Gesicht. Sie möchte ihn aber noch einsehen. »Mein Eindruck war, dass der Augenarzt den administrativen Aufwand scheute. Ich war geschwächt und konnte mich nicht gut wehren. Das wurde ausgenützt.« Eine Rechnung bekam sie nie. So nimmt sie an, die sei von der Bahn bezahlt worden. Da die Sache immer noch nicht gut ist, möchte sie eventuell alles noch einmal überprüfen lassen. Angst macht ihr vor allem die Zukunft ihrer Augen.

Ihr Hausarzt entschied mit ihrem Einverständnis, den Fall von vornherein nur über die Krankenkasse gehen zu lassen. Dies sei für sie und ihn besser, als sich auf einen aussichtslosen Kampf mit der Versicherung einzulassen. Bilder ließ er in Absprache mit ihr keine erstellen. Sie ergäben ohnehin nichts Sichtbares. »Mir wäre es nicht in den Sinn gekommen, mich krankschreiben zu lassen! Dabei war es extrem: Ich vergaß alles! Die Orientierung hatte ich öfters ganz verloren. Einmal beispielsweise wollte ich in eine bestimmte Stadt reisen, landete aber in einer anderen Stadt in einem anderen Kanton. Dort suchte ich nach einem bestimmten Geschäft, einer Bäckerei, die ich von Kind auf kannte. Doch ich fand sie nicht. Wie es gekommen war, in einer komplett anderen Stadt zu sein, als ich gemeint hatte, kann ich nicht sagen. Auto fahre ich schon lange nicht mehr, ich hatte einfach keine Fähigkeiten mehr dazu.« Sie wusste zum Beispiel nicht mehr, was links und was rechts ist. Allgemein stimmte mit der Raumorientierung nichts mehr. Nur noch oben und unten waren ihr eindeutig klar.

Noch immer stellen sich alle zwei bis drei Monate sehr heftige, migräneartige Kopfschmerzen ein. Doch Dauerschmerzen hat sie keine. Da Anna Kopfweh vorher überhaupt nicht gekannt hatte, hofft sie sehr, dass diese Unfallfolge auch wieder verschwindet.

Die Therapeutin, zu der sie der Hausarzt schickte, half ihr, die Orientierung im Raum und im eigenen Körper ganz allmählich wieder zu finden. Sie legten sich nebeneinander auf Matten am Boden. Über extrem langsame Bewegungen, eigene und geführte, erhielt Anna ein normales Körperempfinden zurück.[13] Das, wie auch die homöopathischen Mittel und die Gespräche mit dem Hausarzt hätten ihr gut getan, sagt sie.

Sich selber half sie mit Malen. Sie holt eine farbige Kreidezeichnung herbei: Die sei entstanden, als sie sich ein paar Tage lange, in die Berge zurückzogen habe. Mit Ostern habe das Bild zu tun. Ein Weg aus der Erstarrung heraus in ein neues Leben spiegelt sich darin.

Verlangsamt sei sie allerdings geblieben, stellt sie fest. Ob das davon komme? Anna weiß es nicht. Vor der Zugentgleisung jedenfalls sei sie schnell im Arbeiten gewesen. Dass sie mit ihrer Arbeit jetzt, trotz des nunmehr höheren Zeitaufwandes, letztlich besser verbunden ist, empfindet sie als Vorteil. Es läuft nichts mehr beiläufig ab, wie es vorher geschehen konnte; ihr Dabei-Sein ist voll gefordert.

Wirklich nur ein kleines Schleudertrauma? Auch auf der Bahnfahrt heimwärts will sich die Antwort bei mir noch immer nicht recht einstellen. Wenige Wochen später liegen in meinem Briefkasten die Zeilen von Anna: »Im Nachhinein betrachtet ist es gar nicht ›nur ein kleines Schleudertrauma‹.«

Ein englischer Spezialist aus dem 19. Jahrhundert berichtet

Es handelt sich hier um einen authentischen Bericht des Arztes J.E. Erichsen aus dem Jahre 1866 (s.a. Sachinformationen), den ich kürzend zusammenfasste und übersetzte. Der Patient, Mister R., wie ihn der Autor anonymisierte, hatte seinen Unfall am 4. November 1864 bei einem Eisenbahnunglück erlitten.

Erichsen war der Meinung, das Syndrom der HWS-Verletzung habe mit entzündlichen Folgeprozessen und Irritationen in den Rückenmarkshäuten wie eventuell auch in der Medulla oblongata (dem verlängerten Rückenmark) und im Stammhirn zu tun. Auf gar keinen Fall – und das ist hier vor allem maßgebend – hielt er die Leiden für übertrieben oder gar für simuliert und ebenso wenig aus anderen, unfallfremden Faktoren herrührend.

Meine Anamnese ergab, dass R., 35 Jahre alt, Farmer, Müller und Familienvater, tatkräftig und beruflich hoch engagiert, sich bis anhin eines guten Gesundheitszustandes erfreut und regelmäßig Sport getrieben hatte. Er suchte mich auf, weil es ihm auch anderthalb Jahre nach einem Auffahrunfall im Zug, der ihn stark durchgeschüttelt hatte, nicht besser ging.

Äußerlich hatte er sich durch den Stoß eine Verletzung an der linken Oberlippe zugezogen. Das Bewusstsein hatte er nicht verloren und er war auch fähig gewesen, seine Reise fortzusetzen. Nachdem er den Bahnhof nach der Ankunft des Zuges verlassen hatte, um nach Hause zu gehen, hatte ihm einer seiner Freunde dabei vorgefunden, wie er den ihm gut bekannten Weg, den er seit Jahren täglich befuhr oder beging, nicht mehr fand! Als er endlich doch sein Haus erreicht hatte, fühlte er sich zerschlagen und konfus. Er ging sogleich zu Bett, kam sich zunächst aber noch nicht krank genug vor, um einen Arzt zu konsultieren. Erst nach fünf Tagen suchte er seinen Hausarzt zum ersten Mal auf. Doch trotz größter Aufmerksamkeit in dessen Betreuung wollte sich nichts bessern. Es ging ihm sogar ständig schlechter.

Viel Zeit war in diesem Zustand vergangen, bis er sich entschloss, mich als Spezialisten auf dem Gebiet aufzusuchen. Er stand nun schon seit längerem in einer verzweifelten Situation: Beruflich in der Klemme, konnte er doch seitdem nicht mehr arbeiten, und hinsichtlich der finanziellen Schadensregulierung war er vergeblich am Warten. Schmerzen aller Art bedrückten ihn. Seine Familie mit noch kleinen Kindern war mit betroffen, Verwandte und Freunde fühlten sich ratlos. – So weit die Vorgeschichte.

Aus der Krankengeschichte
meines Patienten

Ich fand ihn bei sich zu Hause in folgendem Zustand vor: Sein Gesicht war bleich und stark gezeichnet von ständigem Schmerz. Für das Alter, das er angab, sah er viel zu alt aus. Er saß mit dem Licht im Rücken da und mit zugezogenen Vorhängen, da ihm die Helligkeit unangenehm war. Seine Haut war kühl, der Puls schwach. Gewicht verloren hatte er durch den Unfall nicht, aber all seine Freunde sagten, er habe sich ziemlich verändert.

Der Patient legte dar, wie sich sein Gedächtnis seit dem Unfall verschlechtert habe. Zahlen könne er nicht mehr behalten, nicht einmal mehr das Alter seiner Kinder bekomme er ohne weiteres zusammen. Ebenso könne er nicht mehr ordentlich addieren. Vor dem Unfall sei er dafür bekannt gewesen, das Gewicht der Tiere gut einzuschätzen; heute sei es ihm unmöglich, sich dazu überhaupt eine Vorstellung zu bilden. Er habe seit damals praktisch keine berufliche Tätigkeit mehr ausgeübt. Auch Angstträume erschreckten ihn. Erwache er darüber, wisse er gar nicht mehr, wo er sei. Insgesamt sei er leicht irritierbar geworden und könne auch kaum noch Lärm und Licht ertragen.

Immer wieder sehe ich ihn die Stirn zusammenziehen, als wolle er damit das Licht von sich fern halten. Auch beklagt er sich über Sterne, Funken, Blitze und aufflammende Farbspektren vor seinen Augen. Lesen ist für ihn nicht länger als zwei, drei Minuten hintereinander möglich. Nicht nur, dass die Buchstaben ihm durcheinander geraten, auch das Verstehen wird ihm zu einer unerträglichen Anstrengung. Bei der Untersuchung seiner Augen fand ich, dass er rechts gut sah, auch wenn da eine Überempfindlichkeit gegen das Licht ist. Hingegen ist im linken Auge die Sicht so weit verloren, dass er damit sogar Großgedrucktes nicht lesen kann. Auf dem rechten Ohr ist er übersensibel, während er auf dem linken nur dumpf hören kann. Laute Geräusche kann er nicht mehr ertragen; erfolgen sie plötzlich und unerwartet, so erzeugen sie besonderen Stress. Sogar der Lärm seiner spielenden Kinder bedeutet eine Irritation für ihn.

Er beklagt ein Taubheitsgefühl mit manchmal brennenden Empfindungen auf der rechten Körperseite, rechtsseitig auch in Arm und Bein und besonders stark im Ring- und kleinen Finger, wie auch den Nerv entlang im rechten Unterarm. Morgens sind diese Empfindungen am stärksten.

Zum Gehen braucht er einen Stock oder er stützt sich an Möbelstücken ab. Links könnte er wohl gehen, doch auf der rechten Seite knicken die Glieder ein und sinken unter ihm weg. So ist sein Gang sehr speziell: Der Rücken ist steif, der Kopf fixiert. Er schaut geradeaus und wendet den Kopf kein bisschen zur Seite. Auch Treppen sind ihm eine Mühe, das Hinuntersteigen ist sogar gefährlich für ihn. Hält er sich nicht am Geländer fest, so fällt er oder sinkt nach rechts zusammen. Einen wahrnehmbaren Unterschied in der Beinlänge stellte ich nicht fest;

der Patient beklagt sich ferner über Kälte in beiden Füßen und Beinen.

Die Wirbelsäule hat ihre natürliche Flexibilität verloren, sodass der Patient sich perfekt gerade hält, starr und unbeweglich. Ohne größte Schmerzen kann er sich nicht auf irgendeine Seite beugen. In derselben rigiden und starren Art sitzt der Patient auch. Es gab beim Testen einen beträchtlichen Schmerz im occipital-atlanten Übergang, genau das Gleiche auch zwischen Axis und Atlas (siehe dazu die Abbildungen). Wurde irgendein Versuch gemacht, den Kopf nach vorn zu beugen oder ihn zu drehen, so litt der Patient derart, dass es nötig wurde, davon abzusehen. Schmerzende Stellen in der

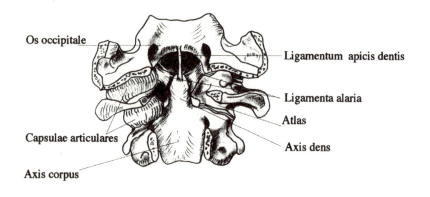

Os occipitale — Ligamentum apicis dentis

Ligamenta alaria

Atlas

Axis dens

Capsulae articulares

Axis corpus

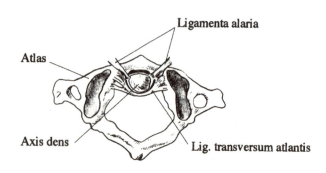

Ligamenta alaria

Atlas

Axis dens — Lig. transversum atlantis

Wirbelsäule befinden sich in der HWS-Region, im mittleren Teil und in der Lumbosacralgegend. Seine Fähigkeit, das Wasser zu halten, hat merklich nachgelassen, sodass er vier oder fünfmal nachts deswegen aufstehen muss. Seine Zeugungskraft ist, wenngleich ebenfalls beeinträchtigt, nicht verloren gegangen.

Festzustellen ist:

a) Der Mann hat durch den Unfall eine Verletzung erlitten. Sie betrifft in irgendeiner Art das Rückenmark und wohl auch die Basis des Gehirns. Die Prognose stellt sich mir eher schlecht dar.

b) Eine Klage gegen die Gesellschaft, auf deren Eisenbahnlinie der Patient den Unfall erlitt, wurde vor das Schwurgericht gebracht. Die Statements der Ärzte des Klägers wurden akzeptiert. Die Frage der Entschädigung betrifft vor allem den Einkommensverlust und die entstandenen Unkosten. Das Gericht sprach 5775 Pfund zu.

Schmerz Los[14]

Unerträglicher, chronischer Schmerz im Kopf rüttelt an den Grundfesten. Er ist näher, als dir lieb sein kann. Das Unerträglichste: Einen Unfall mit Toten oder eine unheilbare Krankheit brauchst du dir dazu nicht einmal vorzustellen. Unverwundbar ist keine. Eine vermeintliche Alltäglichkeit wird über die Hebelkräfte des Schmerzes zum Unglück. Ein Aufprall von hinten auf deinen Wagen, während du in stehender Kolonne auf Grünlicht wartest, kann dich schon ins Trauma schleudern. Nichts ist mehr, wie es war. Du kennst die Gegend nicht: Wohinein du versetzt worden bist, reicht deine bisherige Erfahrung nicht hin. Im Märchen kommt jemand und löst den Bann. Anhaltender, starker Schmerz ist das Gegenteil vom Märchen. Es ist die Hölle auf Erden. Im Kopf mahlt Schmerz mit den Kräften einer Betonmischmaschine. Das müsste man auftun und kann nicht. Das muss weg, sofort weg und ist nicht wegzumachen. Schmerzmittel aller Sorten vereinigen sich in der Eigenschaft, nichts oder nicht viel und auf jeden Fall ungenügend am starken Schmerz zu ändern. Schlafen hilft nichts, ruhen ändert nichts, Zeit verstreicht und heilt nichts. Du hast ja auch keine Wunden. Es ist eine geschlossene Kopfverletzung, die man nicht sieht – nur dass du bleich und starr wirkst und dein Charakter sich anfängt zu ändern. Schmerz macht dich ungeduldig und auffahrend oder still und zurückgezogen oder überreizt und hart. Du bekommst vielleicht Streit in der Familie, mit der Nachbarschaft, am Arbeitsplatz. Kinder nerven dich. Menschen werden schwer erträglich. Anstatt mit der Zeit zu heilen, macht chronischer Schmerz mit der Zeit alles viel schlimmer. Du hast das Schmerz-Los gezogen.

Die Uhr ist abgelaufen

Kein Wunder, dass die Zeit nichts ändert. Im Trauma steht die Zeit still. Peter Levine, Traumaforscher seit Jahrzehnten, fand den Grund für das befremdliche Phänomen darin, dass für das Reptilienhirn, welches mit biologischen Reaktionsmustern auf eine Traumasituation reagiert, die Zeit nicht existiert. Eine weise Einrichtung der Natur, denn wo es ums Überleben geht, greift der Organismus auf Instinkthaftes einer Elementarfunktion zurück. Immerhin hast du den Unfall ohne Genickbruch überlebt. Falls sich aber das Reaktionsmuster des Traumas nicht auflöst, entwickelt sich eine posttraumatische Stressreaktion. Dein Nervensystem reagiert weiter, als wäre das Geschehen, das dich verletzt hat, jetzt gerade noch im Gang. Du bleibst in der Jetztzeit deines Reptilienhirns.

Am Morgen, wenn du mit Mühe überhaupt Schlaf fandest, erwachst du vergebens: Der Schmerz, nach dessen Nachlassen du Kopf und Körper abscannst, besetzt dich. Deine Zeit im Schmerz scheint Ewigkeit. Dich höhnen nur deine Hoffnungen auf ein Nachlassen in der Nacht: Deine innere Uhr ist mit dem Datum des Unfalltages – und oft noch präziser: der Unfallzeit – stillgestanden. Früher – als du noch nicht im Traumaland warst –, da gab es Mittel gegen Schmerz, wirksame Mittel. Und es gab das Hauptmittel Ruhe und Schlaf gegen fast alles, was auf dieser Erde Menschen seelisch und körperlich quält. Dein Schlaf ist dahin. Deine Träume sind abgeschminkt. An diesem Ort, wohin es dich geschleudert hat, sind Übererregung und Überwachsamkeit das Los der Insassenschaft. Jedes Geräusch, jedes Licht, jede unerwartete Bewegung reizt dich: Überreizte Augen und Ohren machen dich leiden an der Welt der Farben und Töne und Geräusche, die du früher liebtest. Musik, wenn sie dir nicht passt, erzeugt ein Crescendo des Schmerzes. Nur Eis hilft. Eis und Kälte. Mitten im Winter steckst du auf irren nächtlichen Gängen durch den Wald, wo nur die Bäume dein

121

Leid sehen, den Kopf ins eiskalte Wasser eines Brunnens. Oder in den Schnee. Die liebe Sonne ist dein ärgster Feind. Du bist in einem steinharten Reich und suchst Kälte, um den Brand im Kopf zu löschen.

Schmerz am Pult und im Bett

Über den Schmerz schreiben ist schwer. Wer ihn erfährt, schreibt nicht. Liegt im Bett und krümmt sich. Manchmal gerätst du aus dem Schlaf heraus in die Fallen eines Schmerzes, der dich zum Baby macht. Du klammerst dich an den Menschen neben dir im Bett und bittest um Hilfe, doch er kann nichts oder nicht viel tun. Du weißt jetzt, was Gegenwart ist: Dieser Schmerz und sonst nichts ist real. Nichts sonst gibt es für dich auf Erden, keine verhungernden Kinder und getöteten Menschen. Andere sprechen über politische Probleme, andere kümmern sich um ihre E-Mail-Boxes, andere gehen ins Kino oder auswärts essen: Du hast den Schmerz zum Kollegen. Er ist überall da. Geht mit auf die Toilette und ins Bad, stört penetrant jeden deiner schwächer werdenden Versuche, dich aufzuraffen zu einem Gespräch, einer Begegnung, zur Teilnahme an einem Anlass. Er ruht nicht, bis du von ihm sprichst. Er lässt nicht locker, bis du die Ohren der Leute ersäufst in deinem Klagefluss. Manchmal macht Schmerz dich menschenscheu. Dann ziehst du dich zurück mit Büchern, Kinderbücher sind besonders gut und Literatur. Der Schmerz geht mit dir ins Bett und schläft mit dir. Wenn du Pech hast, weckt er dich rücksichtslos, lange bevor ein neuer, elender Tag beginnt, an dem du wieder alles mit großer Mühe tust und wartest, bis es Nacht wird. Dann wiederholt sich der Kreis.

Über den Schmerz schreiben ist schwer; wer ihn hinter sich hat, vergisst ihn gern. Wer versteinert ist, schreibt nur noch mit Mühe. Schreiben heißt erinnern, präzise schildern: Und schon hat er dich noch mehr. Der traumatische Schmerz ist Symptom und Sog. Er vergisst dich nicht so schnell. Wenn der Schmerz deine Hirnrillen nur lange genug gepresst hat, dann findet er die Spur nur allzu leicht. Jemand erzählt dir von seinem Schmerz – und du hast den Schmerz wieder sehr stark, den Tabletten und Therapie doch ein bisschen gedämpft hatten. Das wird auch ein Grund sein, warum die meisten Menschen Mühe haben, fremden Schmerz mitzuertragen. Ihre eigenen mit Traumatisierungen verbundenen und verdrängten, das heißt relativ gut verpackten Schmerzen werden geweckt – und wer in unserer Gesellschaft ist von Traumen unberührt?

Der Schmerz vergisst dich nicht so schnell

Das verwundete Tier wird leicht gejagt und schnell zur Beute: Den Versicherungen musst du beweisen, dass du leidest. Niemand sieht oder hört oder riecht Erstarrung und Verfremdung, Verzweiflung und Kopfschmerzen. Nur du weißt Bescheid. Und das weckt das Misstrauen. Simulantin könntest du sein. Auf eine Rente könntest du aus sein. Erstarrte Muskeln und ein Körper aus unverbundenen Teilen, der dir nicht mehr recht gehört, passen schlecht ins gängige Diagnosewissen und ins Raster der Versicherungen. Über den Schmerz schreiben ist schwer. Hinterher vergisst man ihn lieber. Wenn es denn ein Hinterher gibt. Im Schmerz schreiben ist noch einmal etwas anderes. Im Schmerz über den Schmerz schreiben aktiviert den Schmerz. Meine Schreibzusage für diesen Artikel erfolgte deswegen unter Vorbehalt. Briefe an Versicherungen, Arbeitgeber und Ämter sind zu schreiben – im Schmerz, außer du hast jemanden, der dir das abnimmt. Denn nur deine Zeit steht still. Die der anderen geht weiter. Ewig wirst du deine Stelle nicht halten können als SchmerzpatientIn. Ewig bezahlen sie dir die Rechnungen von exotisch lautenden Therapien nicht. Die dir diese nicht bezahlen wollen – leider nicht enthalten im UVG; unser medizinischer Dienst anerkennt diese Therapien nicht – funktionieren selber offenbar schmerzfrei. Deine Funktionen hat der Schmerz gekappt. Deine Stecker sind herausgezogen. Alle Kraft nimmt dir der Schmerz: fast alle Kraft. Nur ein Rinnsal bleibt. So viel, dass du überleben musst. Du erlebst dein Gefängnis live und real.

Manchmal bleibt leider auch genug Kraft für die Selbsttötung. Hinter manchem Suizid steht chronischer Schmerz. In Gebieten, wo viele Traumatisierungen an der Bevölkerung geschehen, nimmt die Suizidrate zu. Die Fachsprache versucht das Unsägliche statistisch zu bannen. Aber es gibt da noch einen Durchschlupf: KünstlerInnen und religiöse Menschen ahnen den mystischen Ort. Sie können vielleicht besser als die Ärzteschaft mit ihrem medizinischen Ehrgeiz die Sinnlosigkeit des Schmerzes anerkennen und aushalten. Du kennst dich zwar selber nicht mehr im Schmerz, aber du hast gar keine Zweifel, dass es *dein* Kopf ist, der dich schmerzt. Vielleicht kommt das daher, dass *du du* bist und nicht *ich* und der Schmerz zweifelsfrei scheidet zwischen *Mein* und *Dein*. Irreal dünkt dich nie dein Schmerz, nur deine Rolle als Mensch im Schmerz in der Gesellschaft. Du passt nirgends mehr hin. Deinen Platz findest du eher draußen bei den Tieren und Bäumen. Viele SchmerzpatientInnen machen lange Gänge durch die Natur, finden in ihr Behausung und Erträglichkeit. Dort finden sie etwas Ersatz für den verloren gegangenen Zeitrhythmus. Die Stille erfährst du im Schmerz als Gnade. Denn dein Schmerz dröhnt.

Weiß Gott, dass das wehtut

Deine Beziehungen strudeln im Traumasog. Jedoch diejenigen, die den Schmerz kennen, vermitteln dir Ahnungen vom Weg. Im Schmerz, wenn du's nur aushältst und nicht aufhörst,

Hilfe anzunehmen, die heute möglich ist, entsteht mit Geduld im schwarzen Loch ein Raum. Es ist der Raum, der dir wieder Zeit schafft. Ich selbst konnte die Traumatisierung und damit den Schmerz schrittweise mit guter therapeutischer Hilfe lösen. Das Schleudertrauma hat mich aus mir selbst hinausgeschleudert. Weiß Gott, dass das wehtut. Der Prozess des Wiederhineinkommens war und ist ein Weg ins Altvertraute gleichermaßen wie ins Neuland. Mit der allmählichen Auflösung des Traumas nahmen die Schmerzen ab. Schreiben verstärkte die noch vorhandenen Schmerzen nicht mehr so stark. Die Erinnerung ist wieder an ihrem Ort und wird nicht mehr quasi als eingebranntes Muster in die Gegenwart gesogen. Ich habe unterdessen selber verschiedene Möglichkeiten der Traumatherapie erlernt. Das Wissen vom Schmerz will gebraucht werden.

In Zeitlupe heraus aus dem Schleudertrauma

Als ich 1997 die Reportage *Unmöglich, so zu leben* schrieb, war ich im Glauben, die Sache sei im Wesentlichen ausgestanden. So einfach war es jedoch nicht. Obwohl sich die Situation normalisiert hatte, machten starke Kopfschmerzen und andere Einbußen ständige Behandlungen nötig, um arbeits- und familienfähig zu bleiben. Außer der Craniosacral-Therapie halfen auch Lymphdrainage, Akupunkturmassage und die Feldenkrais-Methode. Durch all das war vieles besser geworden – aber gut? Im Folgenden nun der Bericht über eine Somatic-Experiencing-Sitzung bei Dr. Peter A. Levine.

Es war an einem sehr schönen Frühsommertag in den Bergen, Kuhglockengebimmel klang durch die geöffneten Fenster. Peter Levine zieht solche Orte vor, wenn er mit seinen Studierenden in das dunkle Mysterium Trauma eintaucht. Ich saß in der Schweizer Ausbildungsklasse für Somatic Experiencing (SE), glücklich, mit dabei zu sein: Durch das Schleudertrauma war mir nichts mehr selbstverständlich. Ruhig, aber kreativ nahm Levine die Trauma-Kategorien durch, als wären es Tonleitern. Mein Kopfwehpegel stieg bereits mit dem Trauma-Detail des High Impact, dem harten Aufschlag. Das war es doch, was ich an mir selbst erlebt hatte! Als Levine das Schleudertrauma nach Auffahrunfällen zur Sprache brachte, begann mein Kopf zu sieden. Schaue ich mir heute meine Aufzeichnungen an, sehe ich die Handschrift in absteigender Linie wegrutschen, unleserlich werden und mitten im Wort abbrechen. Und genauso erging es mir selbst. Der Boden unter mir schien Wellen zu bekommen. Ich würde den Raum verlassen müssen, solange ich noch fähig dazu war. Mein Arm hob sich, um jemanden mit mir hinauszubitten. Levine unterbrach die Lektion: Anstatt nach draußen könne ich auch nach vorne kommen, wenn ich wolle, sagte er zu mir. Wollen? Ich fühlte mich wie bewegungsunfähig.

Eine heilsame Reise

Mit Hilfe schaffte ich es nach vorn auf den Stuhl, den Peter Levine mir neben sich anbot. Er erkundigte sich nach dem, was mir beim Unfall geschehen war. Ein, zwei Sätze einer nur bei halbem Bewusstsein vorgebrachten Hergangsschilderung und die Körperreaktionen dabei genügten ihm, um in mir ein Zusammensetzspiel aus Körperempfindungen, Bildern, Tönen, Gedanken und Gefühlen in Gang zu bringen

Dabei geschah es, dass Kräfte in mir, die ich seiner, wie mir schien, sehr verlässlichen Führung anzuvertrauen bereit war, mich sanft aber bestimmt zwischen Kontraktion und Expansion navigierten. Die heilsame Reise ging wie nach naturgesetzlichem Fahrplan vor sich. Es begann sich eine Kopfdrehung nach rechts Millimeter um Millimeter durchzusetzen. Die zuvor so gefürchtete Bewegung geschah derart subtil, unter ständigem Abwägen und nur von innen her gesteuert, dass ich mich ihr überlassen konnte. Weder wurde an mir gedreht, noch drehte ich mich: Es bewegte mir den Kopf.

Verrückt: Ich wiederholte den Unfall ja in Zeitlupe!

Durch den Schleier meiner nach unten fallenden Haare konnte ich mit den zwischendurch etwas geöffneten Augen die Sonnenkringel auf dem Fußboden sehen. Mein Bewusstsein war stets da; es gab keine Hypnose. Ich hörte Levines Stimme mich anleiten, wusste um die Anwesenheit der Gruppe im Raum und fühlte die wärmenden Sonnenstrahlen. Es hatten sich Vorbeugungen des Rumpfes in langsamstem Zeitlupentempo vollzogen. Mit einer gewissen Willensanstrengung wäre mir ein Aussteigen aus dem Prozess jederzeit möglich gewesen, doch ich wollte drinbleiben und fühlte mich dem, was mit mir passierte, die ganze Zeit über gewachsen. Es war sogar sehr spannend, auch wenn ich manchmal dachte: Verrückt, ich erlebe ja meinen Unfall und fühle mich gut dabei! Dazu im bequemen Stuhl, das Kuhglockengebimmel von draußen im Ohr – hier fühlte ich mich, mehr als vier Jahre danach, erstmals sicher.

In kritischen Momenten spürte ich eine Hand auf meinem Oberarm. Das waren die einzigen Berührungen. Ich wurde von Peter Levine nicht behandelt, sondern durch einen Tunnel geführt, dessen Ausgang ich nicht kannte. *Das* aber erkannte ich mit Sicherheit und wachsendem Vertrauen: Ein äußerst verlässlicher Begleiter saß neben mir. Mit seiner Hilfe würde mein Körper endlich aus all dem Seltsamen der letzten Jahre herauskommen. Ab und zu bemerkte ich ein Kribbeln oder Zittern im Körper und spürte, wie bestimmte Muskeln sich anspannten, vor allem in den Beinen und Waden, bis es mir unter dem starken Ziehen manchmal kurze Zeit regelrecht sehr wehtat. Hielt ich das aus – und dazu wurde ich von Levine ermutigt –, erlebte ich stets eine Veränderung: Entweder wurde die Spannung durch ein Zittern gelöst oder sie verstärkte sich und wuchs so an, dass sie die Muskeln unwillkürlich bewegte. Die Kontraktionen, die all die Jahre über ziellos die hilflosen Muskeln zusammengezogen hatten, formten sich zu Abläufen. Seit dem Unfall hatte der rechte Fuß keine rechte Bodenhaftung mehr gehabt. Nun erlebte ich, wie sich ohne mein Zutun sehr, sehr langsam, aber zielgerichtet der rechte vordere Fußteil um einige Zentimeter in die Höhe schob. Der steht ja immer noch auf dem Bremspedal, schoss es mir durch den Kopf. Nach einer gewissen Zeit – oder besser gesagt Zeitlosigkeit – hob sich der rechte Fuß noch mehr. Beide Knie und Beine folgten und es kam ein Zusammenkauern auf dem Sitz zustande – wahrscheinlich eine von Dutzenden von angefangenen Schutzreaktionen im Sekundenbruchteil des Schreckens, zu denen mein Körper damals angesetzt hatte. Besonders in den Flanken und im Brustkorb bekam ich dabei teilweise heftige Schmerzen durch Verdrehungen des Gewebes. Ein- oder zweimal entfuhr mir deswegen ein Schrei.

Mein Körper erinnert sich anders

Der Aufprall war in Sekundenbruchteilen vor sich gegangen. Ich vermag mich an keinen Laut von mir zu erinnern. Die Zeit dazu hätte schlicht gefehlt. Auch das Zurück- und Vorschnellen des Kopfes hatte ich nicht mitbekommen. Seitliche Neigungen und Rotationen des Kopfes muss es ebenfalls eine Menge gegeben haben – ich bemerkte sie damals jedoch nicht, ebenso wenig Schmerzen. Seither vermute ich, dass der »coup de lapin« (franz. für Schleudertrauma), der Kaninchentod durch Genickbruch, an sich nicht schmerzt – der Moment kurz davor ist ein Horror und der Fall des Überlebens eine Strafe. Dass ich wie ein Stück Holz aus dem Wagen gestiegen war und der Kopf sich von da an wie von einer Betonmasse zusammengedrückt anfühlte, war das Einzige, was ich vom Unfall spürte. Jetzt differenzierte sich das. Während der SE-Sitzung kamen nun – erstmals nach der langen Zeit – Unterscheidungen in das Knäuel des Schleudertraumas, Millimeter um Millimeter.

Auch das Gegenteil von Anspannung kam zum Vorschein: Es war, als löste sich alles in mir auf. Nicht nur die Muskeln, auch die Umgebung und meine Innenwelt zerflossen für mich. In diesem Nebel war mir alles perfekt egal. Irgendetwas lullte mich so gnädig darin ein, dass ich – was in den letzten Jahren fast nie vorgekommen war – kaum mehr Schmerzen verspürte.

Wie von ferne hörte ich jemanden aus der Klasse fragen, ob ich beim Unfall wohl ohnmächtig geworden sei. Sie reden über dich und blicken dich an, ging es mir durch den Kopf, aber es war mir gleichgültig. Levine gab zur Antwort: »Es schaut jedenfalls so aus, als sei sie nicht weit davon weg gewesen.« Ich habe keine Erinnerung an ein Wegtauchen. Ich sei nicht bewusstlos gewesen, hatte ich zu Protokoll gegeben.

Ständig nahe am Kollaps zu sein war nach dem Auffahrunfall für lange Zeit mein Dauerzustand gewesen. Auch als es mir durch die Craniosacral-Therapie wieder viel besser gegangen war, konnte mich die totale Erschöpfung noch oft aus dem Hinterhalt überfallen und meine Pläne zunichte machen. Vor allem hatte mir das lauernde Zusammenbrechen eine angepasste Lebensweise abverlangt, mich zu lästiger Vorsicht gezwungen und fortwährendes Therapiertwerden nötig gemacht. Hinzu kamen Erklärungsnöte der Versicherung gegenüber, aber es motivierte mich immerhin auch, selber Craniosacral-Therapie zu erlernen, um dadurch nach Möglichkeit wieder etwas autonomer zu werden.

Nun saß ich da und merkte, wie mein Körper das Aufkommen eines Kollapses spüren konnte, ohne deswegen direkt in diesen hineinzusacken. Und noch einmal: *Es* lernte schneller als ich: Die Neigung zum Kollabieren wurde mit dieser einen Sitzung überwunden – während mein Bewusstsein noch lang damit beschäftigt sein wird zu begreifen, wie das vor sich ging, und sich darüber hinaus fragt, wie ein solcher Prozess bei anderen unterstützt werden könnte.

Der Körper bahnt sich sanft den Weg zum Ausgang

Andere Kräfte zwangen mich langsam, aber dezidiert in eine extreme Überdehnung des Halses nach hinten. Levine ließ jemanden aus der Gruppe meinen Kopf dabei stützen. Ewigkeiten, wie mir schien, verharrte er in dieser Position – und mir war wohl dabei! Ich hörte die Stimmen der Gruppe, spürte Peter Levines beruhigende Nähe und war zugleich in einem undefinierbaren Irgendwo. An diesem Ort gab es keine Zeit, keine Farbe, keinen Schrecken oder Schmerz. Indem ich darin blieb, änderten sich die Dinge.

Etwas wurde mir besonders eindrücklich: Ein Zittern ergriff mich, das sich auf den ganzen Körper ausbreitete und nicht ruhte, bis es alle Organe erreicht hatte. Meine bebenden Nieren befremdeten mich. Levine nahm sich meiner Besorgnis darüber an, indem er sich höflich, ja fast formell erkundigte, ob auch die Lungen zitterten. Ja, das taten sie. – Seit dieser SE-Sitzung fühle ich mich nicht nur wieder mit einem Nacken versehen, sondern ich bin seitdem auch eine bessere Schwimmerin. Die asthmaähnlichen Atemprobleme, die ich seit dem Schleudertrauma dann und wann gehabt hatte, sind ebenfalls verschwunden.

Mit Fragen nach dem Unfallhergang ließ Levine die SE-Sitzung zu ihrem Abschluss kommen. Ich konnte den inneren Film ablaufen und das rote Auto samt der attraktiven Person darin über die Kreuzung steuern lassen. Es amüsierte mich, den Fahrer hinter mir im Rückspiegel dabei zu beobachten, wie er genauso wie ich in einen Bann geriet – bevor er darüber das Bremsen vergaß. Anders als sonst fiel mein Körper bei der Erinnerung aber nicht mehr in augenblickliche Verhärtung und Schmerz: Jetzt empfand ich eher ein ziemlich gelassenes Staunen darüber, was doch daraus geworden war! Und ich konnte mir, mit einem sanften Kopfschütteln, endlich vergeben – das zu erklären wäre eine endlose Sache.

Eine immense Freude erfüllte mich. Mit dem Nacken bekam ich ein Gefühl für den gesamten Raum um mich herum zurück. Ich hatte ihn in den vergangenen Jahren nicht einmal mehr vermisst – jetzt aber bemerkte ich den Unterschied. Er ist größer, als man denkt. Seither fühle ich mich wieder mitten im

Geschehen, nicht länger mehr wie außerhalb am Rand stehend – nicht nur räumlich, sondern auch im Seelischen und Sozialen, das sich so stark zusammengezogen hatte. Jetzt erst ging mir wirklich auf, wie eingeschränkt auf ein stures Geradeaus ich gelebt hatte! Mein Röhrenblick der letzten Jahre war nach dieser Sitzung einem weiten Blickfeld gewichen und hat sich seitdem gehalten. Flexibler, anpassungsfähiger und weicher ist jedoch nicht nur dieses geworden, in meiner ganzen Person erscheine ich mir wieder fließender.

Während der Jahre im Schleudertrauma hatte ich mich selbst nicht mehr gekannt. Durch die Enttraumatisierung hatte ich mich nun in bereicherter Form wieder gefunden. Der Körper, der mein Gefängnis geworden war, war aufs Neue ein Instrument, auf dem das Leben seine Höhen und Tiefen spielen kann. Dankbare Freude Peter Levine und allen anderen gegenüber, die mir geholfen hatten, erfüllte mich zugleich mit dem Gefühl, einer kostbaren Weisheit des Schöpfers begegnet zu sein.

Würde es sich um ein Märchen handeln, wäre weiter nichts zu sagen. Doch die Fahrt durch Hölle und Himmel war Realität gewesen und das heißt, dass das Geschehen nochmals weiterging.

Es organisierte sich neu in mir

Auf der Heimreise, ein paar Stunden später, krochen eine grauenhafte Kälte und Steife in mir hoch, die ich gerade für immer überwunden geglaubt hatte. Eben hatte ich mich noch über die wiedergewonnene Biegsamkeit gefreut. Noch strahlte ich übers Gesicht – aber was zum Teufel war bloß jetzt wieder mit mir los? Ich kam nur noch im Schneckentempo vorwärts. Ich geriet dennoch nicht in Angst, und es blieb mir auch das zufriedene Gefühl, endlich irgendetwas unsäglich Befremdliches wirklich los zu sein.

Ein paar weitere SE-Sitzungen und Feldenkrais-Stunden brachten mir einen sicheren Gang und eine jetzt bleibende, weiche Beweglichkeit zurück. Die Bewegungen des Nackens fühlen sich seither gut an, die Muskeln verhärten sich auch nach Belastungen nicht mehr und die fürchterlichen Schmerzen am ganzen Körper sind einfach verschwunden.

Ein paar Restbeschwerden waren jedoch auch geblieben. Mit der Auflösung einiger älterer, kleinerer Traumata in den nachfolgenden SE-Sitzungen wurden glücklicherweise jedes Mal weitere abgetragen. Nur ein gewisses hartnäckiges Kopfweh wollte sich nicht legen. Dies gab mir in einem späteren Seminar Levines über Syndrome die Gelegenheit, auch noch dessen SE-Körperarbeit an mir selbst zu erfahren. Zu meinem eigenen Erstaunen brachte der Körper dabei aber nicht mehr das Schleudertrauma zum Vorschein, sondern das stress- wie freudevolle Erleben der Geburt. Davon nur so viel: Diese Sitzung brachte mich in Kontakt mit der heiligen Freude, einfach da zu sein. Wenn sie auch die Kopfschmerzen nicht gänzlich zu beseitigen vermochte, mein Vertrauen ins Leben ist seither vitaler denn je. Es wuchs mir mit der Überwindung des Traumas immer mehr zu und ist der beste Ausgleich für den erlittenen Schmerz und die verbliebenen Restbeschwerden. Diese bauen sich seither zum Teil von selber, aber auch mithilfe sporadischer Therapiebesuche weiterhin ab.

Ironischerweise war in einem Gutachten aus der Zeit vor meiner Begegnung mit Peter Levine und seinem Somatic Experiencing (SE) festgehalten worden, dass ich wohl nie mehr ganz hergestellt sein werde. In dieser Periode, während der mit mir fast nichts mehr gestimmt hatte, hatte ich zuerst mit mir selbst und dann mit der Versicherung um meine längerfristige Krankschreibung sowie um die Bezahlung der Therapien regelrecht kämpfen müssen. Dies sind nur zwei der vielen Merkwürdigkeiten und Ungereimtheiten, mit denen Schleudertrauma-Betroffene rechnen müssen. Sich darüber aufzuhalten, lohnt sich nicht. Lieber folgte ich dem eigenen inneren Empfinden, denn es hat mich zu jenen Menschen geführt, die mich helfend zum Ausgang des Tunnels geleiten konnten. Genau das wünsche ich allen, die vom gleichen oder einem ähnlichen Schicksal betroffen sind!

Kommentar von Peter A. Levine

Bedrohung erzeugt tiefe instinktive Überlebensreaktionen und mobilisiert enorme Mengen an Energie zur Vorbereitung einer Verteidigung. Dieser Energieschub ist es, was die fünfzig Kilo schwere Mutter dazu bringt, ein Auto anzuheben, um ihr darunter eingeklemmtes Kind hervorzuziehen, oder was die Gazelle mit 110 km pro Stunde vor einem sie jagenden Gepard flüchten lässt. Und es ist die nämliche Energie, die sich im Rücken und Nacken einer Person stauen kann, die im Auto sitzend unerwartet von hinten gerammt wurde.

Im Augenblick eines lebensbedrohenden Ereignisses werden die primitivsten animalischen Teile eines Gehirns aktiviert: Es finden automatisch unzählige physiologische Reaktionen statt. Der Körper versucht, sich so gut wie möglich für die Flucht zu stärken, zu schützen oder vorzubereiten. Nach gelungener Flucht bringt das Nervensystem das Individuum wieder ins Gleichgewicht. Tiere in der freien Natur gehen regelmäßig durch solche Aktivierungszyklen. Sie benutzen dabei angeborene (natürliche) Mechanismen, um den hohen Energiepegel, der für das Überleben mobilisiert wurde, abzubauen und zu regulieren.

Menschen werden zwar mit dem potenziell gleichen heilenden Mechanismus geboren. Doch diese instinktiven Systeme werden durch unser höheres rationales Gehirn sowie die Angst vor dem Ausgeliefertsein (vor der Hingabe?) an diese spontanen (unwillkürlichen) Reaktionen oft unterdrückt oder gehemmt. Dies verhindert den Abbau dieser Überlebensenergien und die Rückkehr zum Gleichgewicht. Renata beschreibt, was geschehen kann, wenn sie im Körper wie in einer Falle eingeschlossen bleiben: Nicht abgebaute Energie entwickelt sich häufig zu physischen oder emotionalen Symptomen. Und in ihrer Heilung schildert sie, was passiert, wenn die beiden Prozesse von Instinkt und Verstand in eine Kooperation gebracht werden: die »höchsten« Gehirnfunktionen des reflektierenden Bewusstseins Seite an Seite zusammen mit den primitiven animalischen Fähigkeiten, um sich selbst zu regulieren.

Ihre anfänglichen Kopfschmerzen lassen darauf schließen, dass durch den Vortrag über Autounfälle eine große Menge Aktivierung ausgelöst wurde. Mit einer klassischen PTSD, »flash-back«-Reaktion, tat ihr Körper sein Bestes, um sie an eine Auflösung heranzuführen. Der »halb unbewusste« Zustand macht deutlich, dass derart viel Energie aktiviert worden war, dass ihr System als einzige Fluchtmöglichkeit in die Dissoziation getrieben wurde. Während ich mit ihr arbeitete, indem ich half, diesen Prozess zu verlangsamen und Renatas Aufmerksamkeit auf die Wahrnehmung des »gefühlten Sinnes« zu fokussieren, war sie in der Lage, mit diesen tiefen primitiven Mechanismen in Kontakt zu treten, die sie als »sich selbst bewegend« beschrieb. Die Muskeln »erinnerten sich« an das, was sie in jenem Moment zu ihrem Schutz hätten machen wollen, aber sie waren währenddessen in Unbeweglichkeit, Schmerz und Spannung erstarrt. Danach konnte sie die motorische Handlung langsam »ausdrücken«, die während des Unfalls und bei der Geschwindigkeit, mit welcher alles geschah, unterblieben war.

Renata überkompensierte den erlittenen Schmerz und den Schrecken der Hilflosigkeit mit dem eingeklemmten Nacken, um die Erinnerung an diesen Moment der Verwundung zu verhindern. Das langsame Tempo der Therapiesitzung gab ihr die Möglichkeit, die feinen Einzelheiten ihrer physischen Reaktion auf den Unfall noch einmal in einem dieses Mal überschau- und kontrollierbaren Maß zu erfahren. Dies vermochte nicht nur die Spannung des Festhaltens zu lockern, sondern auch die mit dem Gefühl des Kontrollverlustes einhergehende Angst aufzulösen. In dieser Sitzung, die wieder Vertrauen und Kontinuität herstellte, konnte sich ihr Körper an das erinnern, was beim Unfall vergessen wurde. Ihre »blinden Flecken« verschwanden, als sie sich wieder sanft in Zeit und Raum orientieren konnte.

Elena und ihre Erfahrung mit Somatic Experiencing

Elena, Psychotherapeutin und Studentin bei Peter A. Levine, war mit einem Schleudertrauma, das sie sich vier Tage zuvor bei einem Auffahrunfall zugezogen hatte, in eines seiner Ausbildungsseminare gekommen. In der Hoffnung auf Abhilfe hatte sie sich von ihrem Ehemann dahin chauffieren lassen. Das eigene Steuern des Wagens war für sie zu dem Zeitpunkt undenkbar, genau wie das selbstständige Reisen mit öffentlichen Verkehrsmitteln. Die sonst kontaktfreudige und stets souverän wirkende Frau traf sichtlich gezeichnet im Kurs ein.

Der nachfolgende Bericht beschreibt ihren Zustand in den Tagen nach der Kollision und das Geschehen während einer Demonstrationssitzung in einer Somatic-Experiencing-Klasse bei Dr. Peter A. Levine.

»Aber ich muss doch arbeiten gehen! Und will arbeiten gehen – auch wenn ich es nicht kann«, wiederholte sich Elena angespannt. Wie würde es Levine gelingen, diesen Wall zu durchbrechen? Es war der dramatische Beginn einer Sitzung »hors programme«, in deren Verlauf Elena ihr Schleudertrauma samt dem heftigen, aber für sie glücklicherweise nur kurzen Verlust der Normalität zu einem sehr großen Teil wieder los wurde.

Zwei Monate danach traf ich sie, um von ihr zu hören, ob das gute Ergebnis angehalten hätte, aber auch, um mir den Hergang ihres Unfalls und ihr Befinden in den vier Tagen vom Unfall bis zur Somatic-Experiencing-Sitzung schildern zu lassen. Davon hatte man bei der Behandlung kaum etwas mitbekommen. Levine geht davon aus, dass ein traumatisierendes Geschehnis das Nervensystem so lange beeinflusst, bis dieses die Gelegenheit hat, alle sich in ihm stauenden und dadurch für

Symptome sorgenden Reaktionen geschehen zu lassen und zu Ende zu bringen. Deshalb macht er sich bei der Anwendung seiner Methode das biologisch-physiologische Funktionieren des Nervensystems zunutze und nur am Rande das Gespräch, obwohl man in seinen und von anderen geleiteten SE-Sitzungen durchaus miterleben kann, wie bisweilen sogar ein gezielter Smalltalk mit dazu beiträgt, Betroffene mitten in ihrem Teufelskreis von Verletzungsfolgen wirklich zu erreichen.

Der Unfall und seine Folgen

Sie sei auf der Autobahn unterwegs gewesen, als seitlich aus einer Kolonne in der wegen einer Baustelle verkürzten Einspurstrecke heraus ein Wagen zum Einmünden angesetzt habe. Sie sei dadurch gezwungen gewesen, leicht abzubremsen, berichtet mir Elena. Die Fahrerin des hinter ihr fahrenden Autos realisierte den Vorfall nicht. Mit einer Geschwindigkeit von etwa 80 Kilometern prallte sie auf Elenas fahrendes Auto. Völlig verdattert und seltsam gelähmt sei sie zu einer Ausweichstelle weitergefahren, wohin ihr die andere Fahrerin glücklicherweise folgte. Elena konnte nicht aussteigen. Sie blieb lange im Auto sitzen, weinte, war konfus und fühlte sich zittrig. »Es war so schlimm wie damals, als meine Mutter starb«, findet sie nach innerem Abwägen den für sie passenden Vergleich. Völlig demoliert war der aufgefahrene Wagen, kaum beschädigt dagegen schien Elenas kleiner Mercedes. Gemeinsam kamen die beiden Frauen überein, den europäischen Unfallschein auszufüllen. Elena fühlte sich aber nicht mehr denkfähig und überließ das der jungen Frau. »Wir wollen festhalten, dass Sie ein Schleudertrauma haben könnten«, meinte diese und riet ihr, darauf unbedingt Acht zu geben. »Ich fuhr ganz langsam nach Hause. Mich überfiel das Bedürfnis, mich für eine Stunde schlafen zu legen, weil sich mit dieser Maßnahme bei mir alles schnell bessert.« Doch sie erwachte in einem noch schlechteren Zustand.

Zwei Monate später wundert sich Elena über sich selbst: »Alle Trauma-Theorie war wie weggeblasen gewesen.« Die Bemerkung der jungen Frau hatte sie vergessen. Es war Sonntag und ihr Zustand derart schlecht, dass sie den Notfallarzt aufsuchte. Er bewegte ihren Kopf sehr sachte. Noch die leiseste Rückwärtsneigung verursachte sofortige Panik mit Weinen und Zittern. Alle ihre Bewegungsmöglichkeiten des Kopfes waren sehr eingeschränkt. Sie bekam die Diagnose »Schleudertrauma«, wurde geröntgt und erhielt den Rat, keinen Sport zu treiben. Einen Kragen (Halskrause) verschreibe man nicht mehr, fügte der Arzt noch hinzu.[15]

Der Unfall war an einem Freitagnachmittag geschehen. Es kam der Montag: Elena hätte arbeiten müssen. »Das ging jedoch kaum. Außer einer oder zwei Therapiestunden sagte ich alles Übrige ab und war dennoch abends todmüde. Das Kofferpacken stand an, da ich ja anderentags in den Kurs abreisen sollte. Das zu bewältigen war Schwerstarbeit. Es ging fast nicht. Ich fühlte mich wie betrunken. Innerlich war ich zittrig und nicht bei mir selbst. Es war mir kaum möglich, mich zu konzentrieren.« Trotz ihrer Bedenken blieb sie bei ihrem Vorhaben. Ihre Erinnerung an die ersten beiden Tage dort sind diffus.

»Alles schien wie hinter einer Scheibe. Fragte man mich, wie es mir gehe, konnte ich keine Antwort geben. Das Weinen lag mir ständig zuvorderst. Sehr gerne wollte ich bei jemand Erfahrenem eine SE-Sitzung bekommen, doch ich konnte nicht einmal das klar zum Ausdruck bringen. Als Levine es schließlich durch andere mitbekam und mir als Möglichkeit eine Demonstrationssitzung anbot, verstand ich ihn überhaupt nicht und wusste nicht, was ich sollte, obwohl ich sonst problemlos Englisch verstehe.«

Was Elena während der Sitzung erlebte

»Am meisten half mir, dass jemand sich ohne mich zu berühren auf mich einschwang, sodass die Interventionen nur aus mir selbst hervorgingen. Ich erlebte, wie Ereignisse aus meinem Leben, die ich bis dahin für gut abgelagert gehalten hatte, wieder lebendig wurden. Es waren uralte bekannte Themen dabei, an denen ich schon viel gearbeitet hatte. Um nur ein Beispiel zu nennen: Als Peter nachfragte, was daran denn so schlimm sei, nicht arbeiten zu können, schüttelte es mich. Als Kind hätte ich zur Genüge erlebt, wie es wäre, lange krank im Bett zu liegen, war irgendwann meine Antwort. So elend wie in diesen Kindertagen ging es mir nun. Durch das Schleudertraumas war mit einem Ruck alles wieder da. Es war wie das Gefühl einer Hinrichtung. Unmöglich, das anders auszudrücken. Es mischte sich mit den Empfindungen von damals, als ich mit zwei Jahren meinen kleinen Bruder verloren hatte und mich an seinem Tod auf mir unerklärliche Art schuldig glaubte. Niemand hatte das wahrgenommen, niemand mit mir gesprochen, niemand mich verstanden. In dieser Lebensphase blieb mir nur der Körper, mit dem ich meine Gefühle ausdrücken konnte. Ich wurde für lange Zeit krank, damals als kleines Mädchen. Und nun dieser Auffahrunfall: Ich hatte mich seitdem einfach nicht mehr im Griff und fühlte mich erst noch ein bisschen schuldig, obwohl ich gar nicht anders konnte als bremsen.«

Handgelenke, Brustkorb und Nacken entstauten sich

Nachdem diese emotionalen Faktoren kurz angesprochen worden waren, folgte eine Sequenz, während der Levine mit den auch äußerlich sichtbaren Stauungen in Elenas Handgelenken und mit dem blockierten Brustkorb arbeitete. Dazu bat er sie, seinen Arm so fest wie nur möglich zu drücken, während sie dazu auch Töne entstehen lassen sollte. Die Arme wurden lebendiger. Tiefe und kreischende Töne mit genügenden Ruhepausen dazwischen brachten Befreiung in den steifen Oberkörper. Allmählich fand ihre Stimme zu immer feineren Lauten. Das, sowie das nachfolgende tiefe Gähnen, veränderte viel: Es kam Bewegung in die erstarrte Kopf- und Nackenpartie.

»Peters Aufforderung, dies geschehen zu lassen, überraschte mich – den Kopf bewegen, das konnte ich vor lauter Angst schon nicht mehr. Als ich mich darauf einließ, bemerkte ich immer dann, wenn der Kopf wieder anstand, in mir nahezu Panik. Diese Angstgrenze lehrte Levine mich gleichzeitig zu respektieren wie auch sie millimeterweise zu verschieben. Das geschah durch den Kopf und die Bewegung selbst. Unvergesslich bleiben mir die Feinheit und Präzision, wie das geschah. Peter ließ mir auch extrem viel Zeit dazu. Im späteren Verlauf gab es nicht nur seitliche Bewegungen, sondern auch solche nach rückwärts, bis daraus ein feiner, schöner Tanz des Kopfes entstand. »Ich kann ja den Kopf wieder bewegen!«, freute ich mich und fasste Mut.

Im Rückblick hebt sie hervor, wie gut es gewesen sei, dass Levine sie anfangs ganz im Aktuellen gelassen hatte, nur gerade bei dem, was sie an Bewegungen spürte, während er das Emotionale zwar wahrnahm, es aber nicht als Erstes thematisierte. Später im Verlauf der Sitzung war er darauf zurückgekommen.

Eine lange Schlaufe zurück in die Kindheit

»Ich möchte noch einmal zu dem Kind gehen, das immer Angst hatte und im Bett lag, hörte ich ihn zu mir sagen. Dass er mich in diese alten Geschichten auch wirklich ganz hineingehen ließ, war immens gut. Das Erstaunliche dabei: Es traten auch wunderschöne, fast vergessene Erinnerungen aus dem Schatten: der Gesang »ora pro nobis« betender Patres aus einem Kapuzinerkloster an meinem Schulweg, die Ferien bei Verwandten auf dem Bauernhof und dort auch der Hund und das Pferd. Gleichzeitig spürte ich aber auch meine jetzige Umgebung.«

Nach der Sitzung sei es ihr sehr gut gegangen, berichtet Elena. Sie hatte das Gefühl, das Schleudertrauma sei kein großes Thema mehr und war bloß noch müde. Während des Somatic Experiencing war nicht nur das ängstliche Mädchen von damals aufgetaucht, sondern auch dasjenige, das so gerne Streiche ausgeheckt hatte. Was hatte Peter A. Levine ihr zum Abschluss noch mitgegeben? Selbstverständlich könne sie sich zur Ruhe legen, aber es wäre auch keine schlechte Idee, mit jemandem zusammen noch irgendetwas zu unternehmen, was ihr Spaß mache.

»Nun gut. Ich hatte noch vor dem Unfall abgemacht, mit Freunden in ein Konzert zu gehen. Wegen meines schlechten Zustandes hatte ich es schon so gut wie abgesagt. Doch nun fuhr ich hin. Das Konzert, die dritte Sinfonie von Mahler, war himmlisch und vertiefte die Wirkung der Sitzung noch.«

Die Sache ist abgeschlossen

»Im Lauf der Woche und nach zwei weiteren Sitzungen ging es mir und meinem Kopf immer besser. Der extreme Druck bis in die Ohren hinein und das Gefühl eines eisernes Bandes um den Hinterkopf waren verschwunden. Auch schlafen konnte ich wieder normal, und das Schönste, mit Menschen zusammen und fröhlich zu sein war wieder möglich. Es ging mir immer besser, sodass ich mich am Ende der Woche selber ans Steuer setzen und nach Hause fahren konnte, als mein Mann mich abholte. Noch einmal suchte ich den Arzt auf. Er staunte, wie gut sich mein Kopf nun bewegen ließ, und entließ mich zu einer Nachkontrolle an den Hausarzt in zwei Wochen. Nur noch ein ganz feines Band im Nacken, das manchmal kommt und rasch wieder vergeht, erinnert mich ans Schleudertrauma, und im rechten Arm steckt noch etwas drin, doch brauche ich deswegen keine Schmerzmittel noch Physiotherapie oder sonst etwas.«

Elena fühlte sich zehn Tage später zwar noch ein bisschen fragil, aber gut erholt, da passierte der Terroranschlag vom 11. September. An diesem Tag war ihre Tochter mit dem Flugzeug nach New York unterwegs. Viele Stunden lang wusste sie nicht, was los war. »Es war wie ein zweites Trauma. Die Schmerzen kehrten, wenn auch leicht, wieder zurück, doch ich hatte doppeltes Glück. Erstens meldete sich unsere Tochter abends wohlbehalten: Ihr Flugzeug war gar nicht erst in New York gelandet, sondern retour geflogen. Zweitens konnte ich mich am gleichen Abend mit einer SE-Sitzung mit Übungskolleginnen selbst wieder ins Lot bringen.«

Dennoch hatte sie eine Lektion in Sachen Empfindlichkeit auf Folgetraumatisierungen erhalten. Die Potenzierung all dessen, was an Stauungen und Blockaden in fast jedem Nervensystem vorhanden ist, durch eine Serie von weiteren Ereignissen, kann sie sich seitdem weit plastischer vorstellen. In der Zeitspanne, auf die sie zurückblickt, hat sich vieles in der Welt verändert; sie nimmt die dadurch und durch den Krieg in Afghanistan veränderte Stimmung der Menschen in der Schweiz war. Schließt dann aber mit den Worten ab:

»Mir persönlich geht es trotz allem gut: Ich arbeite genauso viel wie vor dem Unfall – aber mit einem viel größeren Respekt davor, was ein Schleudertrauma in einem Menschen anrichten kann. Wenige Tage hatten genügt, um mich in einen vorher nicht für möglich gehaltenen, nicht zu kontrollierenden, verzweifelten Zustand hinunterzuziehen. Dass ich so schnell und so sorgfältig wieder daraus herausgeführt worden bin, darüber kann ich nur staunen und dafür bin ich dankbar.«

Sachinformationen

Vom Schleudertrauma erwischt

Ein gewöhnliches Ereignis von geringem Nachrichtenwert

Durch mechanische Einflüsse und Kräfte verursachte Traumata sind alltäglicher, als es die Mystifizierung erwarten lässt, mit der das Wort Trauma öfters umgeben wird. Die Berichte handeln von Auffahrunfällen und Stürzen, vom Aufprall eines Fußballs, von einem Fahrradsturz – von lauter gewöhnlichen Geschehnissen.

Mechanische Traumata wie das Schleudertrauma der HWS betreffen den ganzen Menschen und können äußerst schmerzhaft sein. Die empfindliche Halswirbelsäule, dieser hochsensible Übergang zwischen Kopf und Körper, auch der Nacken sowie der Kopf selbst sind von Geburt an dermaßen häufig mechanischen Einflüssen durch Aufprall, Sturz, Erschütterung und Schlag ausgesetzt, dass Verletzungen und Traumatisierungen in diesem Bereich paradoxerweise nicht besonders aufmerksam, sondern eher erstaunlich schlecht wahrgenommen werden.

Ein Schleudertrauma hinterlässt im Moment des Geschehens meist keine äußerlich sichtbaren Verletzungen, sodass man sich auf das Abklingen der Schmerzen verlässt. Daher rufen alltägliche Unfälle, auch der oftmals gefürchtete Auffahrunfall, zunächst hauptsächlich erleichterte Seufzer hervor. Wieder einmal Glück gehabt! Es ist ja Gott sei Dank nichts Schlimmes passiert! Erst wenn dann doch Beschwerden auftauchen und das Ereignis unter Umständen sogar hartnäckige Spuren hinterlässt, kommt es zur bösen Überraschung. Ihr schließt sich nicht selten ein großes Befremden an, weil auf den in herkömmlichen Verfahren gemachten Bildern meist gar nichts zu sehen ist. Verleugnung der Kausalität zwischen dem Unfall und den

Beschwerden von Seiten der Versicherungen ist dann leider häufig die Folge.

Warum wird das Verletzungspotenzial der mechanischen Erschütterungen inmitten einer sonst auf Mechanisches geradezu fixierten Gesellschaft derart unterschätzt, ja zum Teil heftig negiert? Weshalb wird ausgerechnet bei diesen durch kinetische Kräfte verursachten Traumata alles erdenklich andere verantwortlich gemacht, angefangen von den Lebensumständen der PatientInnen bis hin zu ihrer Psyche, bloß nicht der Schlag, der Sturz, der Aufprall oder was immer ihnen sonst im Unfallmoment zustieß? Oder wenn, warum ist dann vom Schleudertrauma fast nur in Zusammenhang mit Auffahrunfällen im Straßenverkehr die Rede? Mit welchem Recht wird die Glaubwürdigkeit von Menschen gerade dieser Unfallkategorie so stark in Frage gestellt?

Ein Grund mag darin liegen, dass physische Traumata schon durch relativ geringfügige mechanische Erschütterungen hervorgerufen werden können, deshalb vielfach banal erscheinen und alles andere als einen Sensationscharakter haben. Oft betreffen sie eine Einzelperson und sind dem Bereich des Außergewöhnlichen so fern, dass sie meist keine Zeitungsmeldung erzeugen. Erst in neuer Zeit publiziert in der Schweiz die Polizei in ihren Unfallberichten über Fahrzeugkollisionen vereinzelt Meldungen wie diese: »Mit Hals-Nacken-Beschwerden wurde der Beifahrer ins Spital gebracht«, oder: »Bei der Lenkerin wurde ein Schleudertrauma verursacht.« Erleidet hingegen ein Kollektiv einen Unfall, wie das bei einem Eisenbahn- oder Busunglück oder einer Schiffskollision der Fall ist, werden schon wegen der vielen Beteiligten, der Größe oder eventuellen Vielzahl der involvierten Verkehrsmittel und dem Horror der Szenerie traumatisierende Wirkungen als selbstverständlich eingeräumt.

Keine Sicherheits- und Vorsichtsmaßnahme der Welt kann unwillkommene kinetische Krafteinwirkungen völlig verhindern. Das Schleudertrauma durch Heckaufprall ist möglicherweise geradezu eine ihrer Nebenwirkungen. In dem Maße, wie in Europa und den USA die tödlichen Kollisionen durch Dreipunktgurte und die Anschnallpflicht glücklicherweise vermindert werden konnten, stieg die Zahl der Halswirbelverletzten bei Autounfällen enorm. In den USA rechnet man inzwischen mit einer Million solcher Unfälle jährlich. Während sie für ihre Opfer wie auch ihre unmittelbare Umwelt einen erheblichen, nicht selten tragischen Einschnitt bedeuten, genießt die HWS-Distorsion im Vergleich zu anderen Verletzungen, Krankheiten oder Traumatisierungen eine viel geringere Akzeptanz und löst häufig skeptische Fragen aus: Warum erleidet sie bei einer Auffahrkollision ein Passagier, nicht aber die anderen in demselben Wagen? Lassen sich aus den Fahrzeugschäden überhaupt Rückschlüsse auf den Grad einer möglichen HWS-Verletzung ziehen oder nicht? Für den »normalen« Menschenverstand jedenfalls klaffen Ursache und Wirkung völlig unverständlich auseinander, wenn jemand durch einen Heckaufprall mit minimalstem Blechschaden – oder auch durch einen Sturz auf den Gehsteig oder einen alltäglich scheinenden Sportunfall – ohne sichtbare Kopfverletzung über Jahre arbeitsunfähig und am Ende vielleicht voll invalide wird. Sogar mir selbst sind diese Bedenken nicht ganz fremd. Nach meinem Unfall konnte und wollte ich, wie viele andere sicher auch, lange nicht wahrhaben, dass eine mechanische Erschütterung solch einschneidende Folgen haben kann. Ein beschwerlicher Rechtfertigungsdruck lastet somit von Anfang an auf den Opfern physischer Traumata dieser Art.

Trauma-Definitionen

Die amerikanische psychiatrische Assoziation (APA) definierte 1980 in ihrem Handbuch der Diagnose-Statistiken (DSM) das Trauma als eine Stresserfahrung, die außerhalb der Reichweite üblicher menschlicher Erfahrungen liegt und ernstlich das Leben oder die physische Integrität einer Person oder ihr nahe stehender Mitmenschen bedroht. Als Beispiele für ein solches Ereignis gelten ihr zufolge etwa der plötzliche Einsturz des Wohnhauses oder die Zerstörung der Umgebung, ebenso das Zeugewerden, wie eine nahe stehende Person bei einem Unfall oder Verbrechen getötet oder ernsthaft verletzt wird. Traumata würden am ehesten bei Kriegsverletzten, Feuerwehrleuten, Polizeiangehörigen, Opfern von Gewalttaten und eventuell noch nach sichtbar sehr schweren Unfällen erwartet. Erschütterungen des Hals-Kopf-Bereiches durch Aufprall, Schlag, Sturz o. Ä. wurden nicht genannt und scheinen bis heute landläufig noch wenig mit einem ernsthaften Trauma in Verbindung gebracht zu werden.

Neue Studien und Forschungsansätze machen demgegenüber deutlich, dass schon medizinische Eingriffe zum eigenen Wohl und, mehr noch, selbst ganz gewöhnlich erscheinende Ereignisse traumatisierend wirken können (Levine 1998[16]). Die Kriterien für eine posttraumatische Belastungsstörung (PTBS, engl. posttraumatic stress disorder/PTSD) wurden im DSM-IV auch erheblich erweitert und erfuhren dabei eine Ausweitung auf vegetative Folgesymptome. Auffälligkeiten des Erlebens und Verhaltens nach einer traumatischen Erfahrung werden darin ebenfalls beschrieben. Nach intensiven Debatten in den für die Definitionen zuständigen Gremien wurde 1994 der Zusatz »außerhalb der Reichweite menschlicher Erfahrung« fallen gelassen. Gesellschaftliche Entwicklungen, darunter v.a. die Vorstöße der Frauenorganisationen, hatten klargemacht, dass auch eindeutig innerhalb dieser Reichweite liegende Vorkommnisse (wie z.B. sexuelle und häusliche Gewalt) durchaus traumatisierend wirken.

Die Diagnostik wird dadurch verkompliziert, dass sie international mit dem ICD-System (International Statistical Classification of Diseases, Injuries and Causes of Death) der WHO arbeitet. Diese übernahm in Bezug auf Traumata die Kriterien des DSM weitgehend, verfeinerte sie aber noch im Bereich der chronischen Symptome.[17] Zu bedenken ist, dass die Schwankungen in der diagnostischen Einordnung damit zu tun haben, dass in diesem Bereich die Erkenntnisse wachsen. Über Kontakte mit traumatisierten Menschen wie auch durch Literaturstudien (Versuchsanordnungen und Labortests verbieten sich in diesem Fall) wurde das Wissen über dieses Gebiet vorangetrieben. Während Erfahrungsberichte von PatientInnen in allen Zeiten schon eine Rolle spielten, bringen seit den 70er-Jahren auch die Selbsthilfeorganisationen den Wissensstand zunehmend voran. Dank der wachsenden Kenntnisse auch über das Schleudertrauma werden mit der Zeit vermutlich noch stimmigere Kriterien erarbeitet und damit weit mehr Fehldiagnosen und Fehlbehandlungen verhindert.

Die Diagnose PTBS wird gestellt, wenn folgende Kriterien auf eine Person zutreffen:

1. Es hat ein Ereignis stattgefunden, das für fast jeden stark belastend wäre, z.B. Beteiligung an (kriegerischem) Kampfgeschehen, Vergewaltigung, Verwicklung in einen lebensbedrohlichen Unfall.

2. Das traumatische Erlebnis begleitet den Patienten z.B. durch
   a) wiederholte, sich aufdrängende Erinnerungen,
   b) wiederholte, stark belastende Träume,
   c) plötzliches Handeln und Fühlen, als ob das traumatische Ereignis wiedergekehrt wäre.

3. Der Patient vermeidet Stimuli, die mit dem Trauma in Verbindung stehen, oder versucht, diese zu vermeiden, z.B. durch Vermeidung von Anstrengungen, Gedanken oder Gefühlen, die
   a) mit dem Trauma in Verbindung stehen,
   b) Erinnerungen an das Trauma wachrufen.

4. Der Patient zeigt anhaltende Symptome eines erhöhten Erregungsniveaus, z.B. durch
    a) Ein- und Durchschlafstörungen,
    b) Konzentrationsschwierigkeiten,
    c) übertriebene Schreckreaktionen.

5. Die Symptome dauern mindestens einen Monat an

6. Die Störung verursacht eine bedeutsame Beeinträchtigung in sozialen und beruflichen Lebensbereichen.

Weil die Symptome auch auf das Schleudertrauma zutreffen, wird die Diagnose PTBS relativ häufig angewendet. Dies ist vor allem dann der Fall, wenn trotz anhaltender Beschwerden keine organischen Schädigungen nachgewiesen wurden. Viele Betroffene finden sich mit dieser Diagnose nicht ohne weiteres ab, da es hier überwiegend um Anpassungsstörungen geht. Sie kann damit zu sehr die Psyche des Opfers als Hauptquell seiner Leiden nahe legen. Da es sich um eine psychiatrisch gestellte Diagnose handelt, haftet ihr zudem ein Beigeschmack von Stigmatisierung an.

Welch verursachende Rolle jedoch das Physische beim Schleuder- oder Distorsionstrauma spielt, ergibt sich aus rein medizinischen Definitionen.

Medizinische Definitionen[18]

»Trauma«, griechisch, heißt Wunde, Verletzung. Mit diesem Ausdruck werden die den Organismus schädigende (»traumatisierende«) Einwirkung von außen und der daraus entstandene Schaden bezeichnet. Medizinisch unterscheidet man zwei Traumaformen:

1. Körperliches Trauma
Es betrifft jede Verletzung durch von außen einwirkende physikalische oder mechanische Kräfte oder chemische Faktoren. Unterschieden wird nach Art und Mechanismus der Verletzung(en), im Weiteren nach offenen, geschlossenen, einfa-

chen, komplizierten, penetrierenden oder Poly-Traumen. Ein Schleudertrauma ohne Brüche oder anderweitige äußerlich oder innerlich sichtbare Organverletzung im Hals-Kopf-Bereich zählt zu den geschlossenen.

2. Psychisches Trauma

Dies basiert auf einem – meist von schweren emotionalen Erschütterungen und Konflikten bestimmten – Erlebnis (v.a. in früher Kindheit, in Ausnahmesituationen oder sexueller Art), das vom Individuum nicht adäquat verarbeitet werden kann und daher aus dem Bewusstsein verdrängt wird, eventuell auch zu einer Neurose führt.

Ein Schleudertrauma enthält das Potenzial, frühere, aber bis zum Unfallereignis nicht mehr störende Schädigungen aus dieser zweiten Kategorie (psychisches Trauma) wie auch ältere Vorkommnisse aus der ersten (medizinisches Trauma), die scheinbar folgenlos abgeheilt waren, erneut »anzuzünden«. Diese Vielschichtigkeit wird leider auch dazu benutzt, um Opfer eines Schleuder- oder HWS-Distorsionstraumas zu diffamieren und sie in ihren Versicherungsrechten zu beeinträchtigen.

Einzelne Therapiemethoden (Psychoanalyse und Somatic Experiencing) berücksichtigen die Initialzündung, die ein körperliches Trauma beinhaltet, und entwickeln einen Umgang damit. Leider kann man jedoch nicht bei allen Ärzten oder Therapeuten voraussetzen, dass sie von einer möglichen Verbindung innerhalb der beiden Kategorien wissen.[19]

Charakteristische Symptome eines Schleuder- oder HWS-Distorsionstraumas

Als typisch stellen sich Nackenschmerzen, Bewegungseinschränkungen der Halswirbelsäule und/oder Mühe, den Kopf zu halten, ein. In der Regel gehören auch Schmerzen im Schulterbereich, manchmal mit Ausstrahlungen bis in die Arme und

Hände dazu, desgleichen Muskelverhärtungen und Steifheit, und insgesamt ist der Reizschutz vermindert. Die im Folgenden genannten weiteren Beschwerden treten häufig auf, scheinen jedoch auch in etwa 80 Prozent der Fälle wieder vollkommen auszuheilen. Tritt keine spontane oder anderweitig erfolgreiche Heilung ein, können sie allerdings auch noch erheblicher kumulieren und sich mit der Zeit verschlimmern:

- Migräneartige Kopf- und Gesichtsschmerzen, meist halbseitig
- Schwindel und Übelkeit
- Rüttel-/Vibrationsschmerzen
- Seh- und/oder Hörstörungen (seltener Riech- und Geschmacksstörungen)
- Licht- und Lärmempfindlichkeit
- Tinnitus (Ohrgeräusche)
- Schlafstörungen bzw. Tag-Nacht-Rhythmusstörungen
- Kiefer- und Zahnprobleme
- Konzentrationsstörungen und Leistungsminderungen
- Gefühlsstörungen, Libidoverlust
- Motorische und feinmotorische Probleme (Ungeschicklichkeit)
- Gewichtszunahme oder -abnahme
- Angst und Selbstwerteinbußen
- Desorientiertheit

Die aufgeführten Primärschmerzen werden vor allem durch wiederkehrende massive Muskelverhärtungen verursacht und vielfach von posttraumatischen Ödemen begleitet. Zusammen mit neurophysiologischen Störungen können sich die Beschwerden auch auf entferntere Körperteile ausdehnen (vereinzelt bis hin zu Ganzkörperschmerzen). Die verschiedenen Formen können allerdings auch erst nach einer kürzeren oder längeren symptomfreien Zeit, einer Latenz von Tagen, Wochen oder sogar Monaten, auftauchen.

Milde traumatische Hirnverletzung (MTBI)

Zusätzlich zum Distorsionstrauma der Halswirbelsäule liegt manchmal eine milde traumatische Hirnverletzung – MTBI, vom engl. mild traumatic brain injury – vor. PTBS- und MTBI-Symptome überlappen sich dann mit denen des Schleuder- oder HWS-Distorsionstraumas. Eine solche Komplizierung, zusätzlich zu der noch nicht generellen medizinischen Anerkennung des Letzteren, ergibt ein schwer durchschaubares Konglomerat von Beschwerden mit besonders eingeschränkter Akzeptanz von Seiten der Versicherungen.

Welche Symptome zu einer PTBS oder MTBI gehören oder aber rein mit den organischen Verletzungen im Gehirn, an den Hirnhäuten, den Kopfgelenken und deren Bändern oder anderen Strukturen in diesem Übergangsbereich zu tun haben, ist noch Gegenstand der Forschung und Auseinandersetzung.

Der Verletzungsmechanismus

Die Zeichnung stellt den Verletzungsmechanismus, ein heftiges, evtl. mehrfaches Ausschlagen der HWS nach hinten und vorn (zum Beispiel bei einem Auffahrunfall) dar. Sie gibt den realen Vorgang nur höchst eingeschränkt wieder, denn der Kopf wird aufgrund seines Gewichtes im Verhältnis zum Rumpf schneller als der übrige Körper beschleunigt und dabei in beliebige Richtungen geschleudert. Während und nach dem Aufprall (u.U. auch schon kurz vorher) reagiert er mit dem Nacken durch Ausweich- und Selbstschutzbewegungen aller Art in Sekundenbruchteilen auf die auf ihn einwirkenden Kräfte.

Die Betroffenen stoßen mit hoher Wahrscheinlichkeit auf Darstellungen oder Beschreibungen, die sie auf ein Zurück- und Vorschnellen des Kopfes reduzieren. So richtig es ist, dies als Grundmechanismus zu erkennen, so gilt es doch, darüber

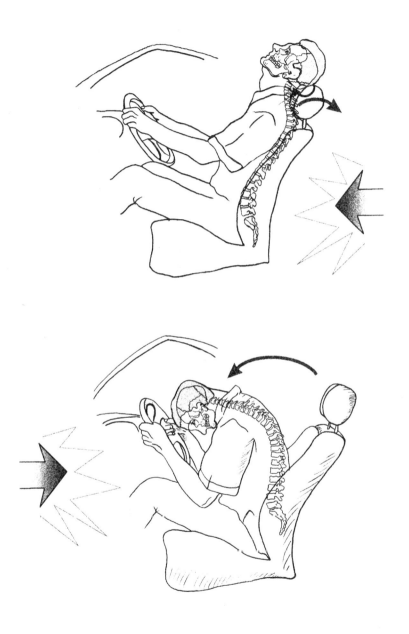

hinaus zu wissen, wie stark vereinfacht er ist. Die Zeichnungen auf der Seite 118 stellen alle beteiligten Strukturen, Wirbel, Muskeln und Bänder genau dar. Die Biomechanik eines jeden Unfalls wird von vielen Kräften mitbestimmt und kann daher in den einzelnen Fällen variieren (siehe auch S. 218). Rauschning und Jonsson, zwei Orthopäden aus Schweden bzw. Island, halten bereits für Simulationen fest: »Zeitlupenaufnahmen von menschlichen Attrappen, von Toten und von Versuchstieren bei Zusammenstößen haben gezeigt, daß der Kopf beim Ort des Aufpralls einen hochkomplexen und einen in mehrere Richtungen erfolgenden Bewegungsablauf zeigt. Laien, die keine Ingenieure sind (Ärzte, Juristen, Versicherungsvertreter), können selten die komplizierten physikalischen und biomechanischen Zusammenhänge abschätzen.«[20] Die beim lebendigen menschlichen Körper hinzukommenden reaktiven Bewegungen und somato-psychischen Implikationen fielen naturgemäß bei solchen an Dummies, Leichen oder Versuchstieren ausgeführten Untersuchungen schlicht weg.

Bei Auffahrunfällen wird der Körper zusätzlich von den Sicherheitsgurten aufgefangen und empfängt dadurch eine weitere Krafteinwirkung. Eine zweite Bewegungsachse ist damit entstanden. Das erste Zurück- und Vorschnellen des Kopfes stellt den eigentlichen »Peitschenschlag« (engl. whiplash) dar. Jedenfalls finden bei dieser Art von Unfallgeschehen in kürzester Folge, innerhalb von Sekundenbruchteilen, sowohl Rotationen und Torsionen als auch Seitenausschläge der HWS statt – vielfältige Reaktionen auf komplexe Kraftvektoren.[21] Kommt es nicht zu einem energieverzehrenden Brechen oder Reißen beteiligter Strukturen, bleibt die neuronale Erinnerung an diese Kräfte in gewissem Sinn bis zu ihrem vollständigen Abreagieren im Körper eingeschlossen. Sie wirkt fortan sozusagen von innen heraus weiter. Interessant ist, dass Freud und vor ihm schon einige z.T. wesentlich ältere ärztliche Autoritäten genauso wie heutige Spezialisten eine einfachere, gutartigere Entwicklung der Unfallfolgen dann erkannten, wenn grobe äußerliche Verletzungen, wie z.B. Brüche, eingetreten waren.[22]

Kopfgelenkbänderverletzung (KGB-Verletzung)

Einige Spezialisten gehen bei anhaltenden Beschwerden nach einem Schleudertrauma vermehrt davon aus, dass eine Verletzung der Kopfgelenkbänder nicht unwahrscheinlich ist.[23] Sie kann diagnostiziert werden (s. Anhang, Diagnostik). Besonders Instabilitätsgefühl, Fallneigung, anhaltende Sinnesstörungen und Rüttelschmerzen (Kopf, Gesicht) werden mit der KGB-Verletzung in Verbindung gebracht.

Möglicherweise verhilft der Nachweis einer oder mehrerer physischer Schädigungen der Anerkennung zum Durchbruch; andererseits ist auch damit die Frage nicht beantwortet, ob und in welchem Zeitraum sie vielleicht doch heilen. Präzise Diagnosen können in Verbindung mit geeigneten Operationstechniken – einschließlich besserer Information über darin erfolgreiche Neurochirurgen – aber auch zu vermehrten operativen Behandlungen der KGB-Verletzung führen. Allerdings sind sogar schon erfolgte Operationen nicht davon ausgenommen, zum Gegenstand von Prozessen zu werden (siehe auch »Spiegel« vom 15.4.2002).

157

Verleugnung als Symptom erschwert das Kranksein

Viele Opfer eines Hals-Kopf-Traumas wollen den Grad ihrer Schädigung am Anfang nicht wahrhaben, nachdem ja meist kein Blut floss. Im Allgemeinen lässt sich nach Schicksalsschlägen oder schweren Erkrankungen oft eine Zeit der Verleugnung feststellen, bevor die nächste Phase des Bewältigungsprozesses eintritt. Bei den HWS-Verletzungen jedoch mit ihrem Rattenschwanz an Auseinandersetzungen bei häufig ungesicherten Diagnosen können daraus ungute Folgen entstehen. Solche lassen sich zumindest vermindern, wenn man die Betroffenen verständnisvoll, aber auch mit realistischem Blick auf das Anstehende durch diese Phase geleitet, anstatt sie in der falschen Annahme zu bestärken, es sei am besten, keine große Geschichte daraus zu machen.

Im späteren Verlauf gehören Wechsel zwischen starkem Verfangensein und Verleugnung geradezu zum Wesen der Verletzung. Das bringt mit sich, dass die Betroffenen schwankenden emotionalen Stimmungen ausgesetzt sind. Zu manchen Zeiten ist damit zu rechnen, dass sie nicht viel Aufhebens von ihren Beschwerden machen wollen und am liebsten selbst einen Strich unter die Sache zögen, um sich möglichst schnell wieder als arbeitsfähig erklären zu lassen. Darin werden sie auch meistens von außen bestärkt. Unannehmlichkeiten durch längeres Fehlen oder andere Unzuverlässigkeiten am Arbeitsplatz tragen das Ihre zu dieser Fantasie bei: Wenn ich nur will, dann geht's. Kommt es dann aber wirklich zur Überforderung, fühlen sie sich hilflos, deprimiert und ängstlich. Deshalb ist es entscheidend, auch nach scheinbaren Bagatellunfällen ernsthaftere Verletzungsfolgen in Betracht zu ziehen und angemessene professionelle Diagnosen und Hilfen in Anspruch zu nehmen, wenn sich das Befinden nicht bessern will.

Von fachärztlicher Seite gehört auch das aktive Erfragen von Symptomen dazu, die von HWS-Verletzten geradezu typischerweise verschwiegen werden. Sie tun dies insbesondere, weil sie an ihren Beschwerden selber mehr als genug Seltsames finden, zudem Mühe damit haben, sich zu konzentrieren und darüber zu reden. In ihrer Stresssituation werden die Schmerzen sowie die Angst- und Unsicherheitsgefühle dadurch nämlich noch verstärkt.[24]

Ebenfalls stark ausgeprägt ist im Bewältigungsprozess nach einem Hals-Kopf-Trauma die »Verhandlungsphase«. Sie beginnt, nachdem man die Tatsache des Unfallschadens mehr oder weniger »geschluckt« hat, und führt vielfach ein dauerhaftes Verfangensein in dem Thema mit sich. Die organische Basis dafür sind die anhaltenden Störungsmeldungen im Kopf über »irgendetwas, was einfach nicht stimmt«. Das Risiko, in dieser Phase stecken zu bleiben, ist hoch. Eine erhebliche Erschwernis bildet allerdings die große Unterschiedlichkeit in den Deutungen und Konzepten. Oft beginnt hier eine lange Suche nach immer neuen Fachleuten und Methoden, nach Medikamenten und – als mögliche nächste Phase – das Kontaktieren von anderen Betroffenen oder Selbsthilfegruppen sowie wachsende Sicherheit im Umgang mit der Situation.

Untersuchungen gemäß den Standards der manuellen Medizin sollten zu Beginn wie auch während des Verlaufes unbedingt dazugehören. Aufklärungen, eventuell auch Angehöriger darüber, was die existierenden bildgebenden Verfahren liefern können und was nicht, wären zusätzlich zu wünschen. Eine sorgfältig geführte Krankengeschichte mit Einbezug der Ergebnisse der Funktionskontrollen und einer Anamnese sollte Standard sein. Präzise Diagnosen bieten überdies eine verstärkte Sicherheit, wenn infolge zögerlicher oder ausbleibender Heilung eine Lawine von Papier und Bürokratie auf den Patienten oder die Patientin einbricht.

Zwischen Verleugnung und Anerkennung

Die »Eisenbahn-Wirbelsäule«

Die Geschichte des Traumas ist in der Psychiatrie geprägt von der Frage, ob primär körperliche oder eher seelische Gründe zu seiner Entstehung beitragen. Van der Kolk erinnert daran: »Der Streit darüber, ob das Trauma organischen oder psychologischen Ursprungs ist, stand zusammen mit dem Disput darüber, ob es einen simulierten oder einen echten Zusammenbruch darstellt, im Mittelpunkt der frühesten wissenschaftlichen Diskussionen über Traumafolgen, die sich auf Schleudertraumata und ›railway spines‹ konzentrierten.«[25]

Die Schäden einer Patientengruppe, die sich als Zugpassagiere das damals »Eisenbahn-Wirbelsäule« genannte Leiden zugezogen hatte, fielen dem englischen Chirurgen John Eric Erichsen zuerst auf. Er beschrieb die körperlichen und seelischen Beeinträchtigungen wie Schmerzen, Persönlichkeitsveränderungen, Gedächtnisverluste, Probleme mit der Koordination usw. und nahm im alsbald entstandenen medizinischen Expertenstreit samt juristischen Streitereien zum Wohl der Betroffenen Stellung. Verletzungsmechanismus und Beschwerdebild der »railway spine« entsprachen exakt denen des Schleudertraumas! Wie kam es dazu?

In seinen Anfängen war der Eisenbahnverkehr mit großen Risiken verbunden. Auf offener Strecke konnten Hindernisse wie Bäume oder Gesteinsbrocken liegen, Überschwemmungen oder Erdrutsche die Schienen blockieren, oder auch die Gleise selbst konnten durch Nässe oder die Erschütterung durch die Züge und andere Belastungen in Bewegung geraten und unterbrochen worden sein. Eine lückenlose und rasche Streckenüberwachung existierte in dieser Zeit, vor der Erfindung und Verbreitung des Telefons, ebenso wenig wie einheitliche Signale. Für die langen, landesdurchquerenden Strecken fehlten ebenso noch verbindliche Zeitzonen.[26] Abrupte Bremsmanöver und Kollisionen von Zügen waren daher häufige Vorkommnisse und geeignet, ein Schleuder- oder HWS-Distorsionstrauma zu verursachen. Außerdem – und darin lag der Hauptgrund für die vielen HWS-Verletzungen – waren die Bremssysteme der Bahn noch äußerst prekär. Auf jedem Wagen postierte Bremser hatten auf Anpfiff des Lokomotivführers hin die Handbremsen zu kurbeln. Somit bewegten sich die Wagen bei der An- und Abfahrt unterschiedlich schnell und fuhren häufig ineinander. Die Puffer zwischen den Waggons hatten, genau wie die Prellböcke am Kopfende der Schienen, die Funktion, Schäden am Rollmaterial zu verhindern, wodurch die Zugpassagiere noch erhöhten Belastungen ausgesetzt waren. Erst die Entwicklung der Luftdruckbremse um 1900 verbesserte die Koordination der Bremswirkungen vom ersten bis zum letzten Wagen. Die Passagiere in den dampfgezogenen Zügen waren in den leichten, aus Holz gebauten Wagen wie in den heutigen nicht befestigt, doch ein Entrinnen gab es für sie im Unglücksfall oder beim jähen Stoppen auch damals schon nicht. Je nach Sitzposition erlebten sie den besonders gravierenden Aufprall von hinten. Kurz, es herrschten – wie im dichten Stadtverkehr der Automobile heutzutage – die idealen Bedingungen für ein massenhaftes Vorkommen von Schleudertraumata!

»Ich habe häufig beobachtet, daß bei Eisenbahnunfällen diejenigen Reisenden, die mit dem Rücken zur Aufschlagseite sitzen, am häufigsten von einer Erschütterung des Nervensystems betroffen sind. Mit großer Wahrscheinlichkeit erleiden deshalb Reisende, die bei einem Aufprall des Zuges auf ein Hindernis entgegen der Fahrtrichtung sitzen, die schwersten Verletzungen. Im umgekehrten Fall, bei einem Unfall mit einem auffahrenden Zug, sind es dagegen die Reisenden, die in Fahrtrichtung sitzen. Die Erklärung dafür scheint mir die folgende:

Fährt ein Zug gegen ein stehendes Hindernis auf, so wird die Bewegung des Zuges unmittelbar zum Halten gebracht, die der Reisenden dagegen setzt sich fort. Reisende, die in Fahrtrichtung sitzen, werden unvermittelt und mit großer Gewalt von ihren Sitzen auf die andere Seite des Abteils geschleudert. Dabei treffen sie auf die gegenüberliegenden Sitzkanten, was häufig zu Schnittverletzungen am Kopf und im Gesicht, vor allem aber an Knien und Beinen führt. Erst in einer zweiten, schwächeren Bewegung werden sie dann auf ihre Sitze zurückgeworfen, was zu einer Erschütterung der Wirbelsäule führen kann. Dagegen werden Reisende, die entgegen der Fahrtrichtung sitzen – insbesondere bei hoher Reisegeschwindigkeit –, von der Wucht des Aufpralls mit dem Rücken gegen den Sitz direkt getroffen und erleiden so viel heftiger und unmittelbarer eine Erschütterung der Wirbelsäule. Die Wucht des Aufpralls, mit der die Schultern und Hüften gegen die Abteilwand schlagen, wird durch die von den gegenüberliegenden Sitzen über sie fallenden Mitreisenden noch beträchtlich erhöht. In der schwingenden Hin- und Herbewegung, der der Wagen nach dem Aufprall ausgesetzt ist, werden die Reisenden vor und zurück geworfen und so erneut an der Körperrückseite getroffen. Sie sind hilfloser als die Reisenden, die in Fahrtrichtung sitzen und oft noch Zeit finden, ihre Hände zum Schutz auszustrecken oder sich an den Seiten des Abteils festzuhalten, während sie nach vorne geworfen werden.

Fährt ein Zug von hinten auf, gilt das Gesagte für die in Fahrtrichtung sitzenden Reisenden genau umgekehrt. Durch die heftigen Schwingungen wird der Reisende wie ein Ball hin und her geworfen. Dabei stößt er zusätzlich noch mit den Mitreisenden zusammen und kann sich dabei – insbesondere durch Quetschungen am Kopf – ernsthaft verletzen. Die Aufschläge, denen der Körper in solchen Unfällen ausgesetzt ist, werden hauptsächlich in den Teilen der Wirbelsäule verspürt, die am meisten Bewegung zulassen, also an der Verbindungsstelle von Kopf und Nacken, Nacken und Schultern sowie von Rumpf und Becken. Auf diese Weise führen Eisenbahnunfälle regelmäßig zu Überdehnungen und Verletzungen der Wirbelsäule in diesen Bereichen.«

John Eric Erichsen, 1866

Eine »railway spine« diagnostizierten die Ärzte unter jenen ihrer PatientInnen, die ihren vor dem Eisenbahnunfall intakten Gesundheitszustand verloren hatten und sich über anhaltende Beschwerden beklagten. Die Gruppe wuchs und beunruhigte die Gesellschaft und die Medizin beträchtlich. Kaum verwunderlich, dass sich schon damals die Frage stellte, ob solche Schädigungen real oder eingebildet seien, und wenn real, ob sie auf eher seelisch-nervliche Faktoren oder auf organische Störungen oder eine Kombination von beidem zurückzuführen seien!

Der Preis für den Fortschritt in der Mobilität war offensichtlich hoch. Nie zuvor waren in Friedenszeiten so viele Personen von einem derartigen traumatischen Syndrom betroffen worden, das man weder befriedigend einordnen noch verstehen konnte.

Erste Auseinandersetzungen um Expertenmeinungen, Entschädigungen und mögliches Simulantentum waren die Folge. Bis in die 30er-Jahre des 20. Jahrhunderts waren die »nervösen Krankheiten« nach Eisenbahnunfällen eine Erscheinung, die sowohl die Patienten als auch die Versicherungen umtrieb. Erst die bahntechnischen Verbesserungen vermochten die Zahl der Opfer dahin gehend zu reduzieren, dass das Schleudertrauma für Jahrzehnte an Bedeutung verlor und nahezu in Vergessenheit geriet. Noch Zukunftsmusik im Automobilbau: die Precrash-Sensorik, bei der über Radar der sich anbahnende Unfall schon im Vorfeld erkannt und die Sicherheitssysteme im Wagen vollautomatisch ausgelöst werden. Somit steigt in dem angewachsenen heutigen Automobilverkehr, auch mitbedingt durch die Gurte als Rückhaltevorrichtungen, erneut die Anzahl der Schleudertraumata Jahr für Jahr.

Erichsens Verdienste im 19. Jahrhundert

1866 hielt Erichsen eine Vorlesung am University College Hospital in London zu der nicht mehr unbekannten, aber in dieser Häufigkeit beunruhigenden Erscheinung der HWS-Verletzung. Im gleichen Jahr noch erschien die Vorlesung als Buch unter dem Titel *On railway and other injuries of the nervous system*. Erichsen behandelte die Leiden der Geschüttelten und Geschleuderten, dokumentierte sie in Fallgeschichten und ließ nicht ab, nach einem Verständnis für das zu suchen, was er bei ihnen an schmerzvollen, damals noch viel weniger als heute zugänglichen Symptomen antraf. – Er schreibt: »Bei keinen Fällen werden so oft Mediziner als Zeugen angerufen, als bei solchen, wo die schwierigen Fragen wegen Entschädigungen vorkommen, welche die Eisenbahncompagnie zu leisten hat für Verletzungen, welche Reisende durch Unglücksfälle auf ihren Linien erlitten haben wollen; und bei keinen Fällen zeigt sich mehr Verschiedenheit der Meinung.« (Erichsen, *Über die Verletzungen der centralen Theile des Nervensystems, vorzüglich durch Unfälle auf den Eisenbahnen*, Oldenburg 1968, Übersetzung Dr. L. Kelp.)

Heute wie damals bergen jene Fälle, bei denen der Zusammenhang zwischen dem Unfallgeschehen und seinen Folgen nicht unmittelbar einsichtig ist, am meisten Zündstoff. Selbst auf mögliche Verletzungen an den Bändern und Gelenken am Kopf machte dieser Chirurg bereits aufmerksam: »Es ist von großer praktischer Tragweite, zu beachten, dass zusätzlich zu der Erschütterung der Wirbelsäule eine ernste Verletzung der Bänder und knöchernen Strukturen am Übergang zum Kopf als ernste Komplikation angesehen werden muss. (*Übersetzung RH*)

Erichsen würde sich nicht schlecht darüber verwundern, dass immer noch an der Glaubwürdigkeit dieser Patientenkategorie gezweifelt und an ihrem Charakter gekrittelt wird. Hysterie sei eine Fehldiagnose, die er bei lang andauernden Schleudertraumata unbegreiflicherweise leider nicht selten antreffe, meinte er und hielt dazu fest: »Wird dieser Ausdruck nicht lediglich dafür gebraucht, um die präzise Kenntnis der wirklich pathologischen Veränderungen zu bemänteln, die sogar jeder zufällige Beobachter an körperlichen und geistigen Auffälligkeiten erkennen kann?« (*Übersetzung RH*)

Dabei war er nicht einmal der Erste, der die Beschwerden der »geschüttelten Patienten« beschrieb. Im frühen 19. Jahrhundert in Frankreich und England war das Syndrom schon bekannt. Dies ist umso bemerkenswerter, als die Mediziner damals ja nicht die Möglichkeit hatten, durch bildgebende Verfahren an eine Innensicht des Körpers, geschweige denn der Weichteile zu gelangen. Erichsen war »Organiker«, das heißt, er machte organische, hauptsächlich entzündliche Vorgänge im Mark und in den Hirnhäuten und als Komplikation eventuelle Verletzungen an den Bändern im Hals-Kopf-Bereich für die Beschwerden verantwortlich. Entsprechend behandelte er die PatientInnen vor allem mit Ruhe, gab entzündungshemmende Mittel oder entschied, einen steifen Kragen zu verordnen.[27] In seinem Blick waren ebenso die kognitiven und emotionalen Störungen sowie die sozialen Folgen der Verletzung.

Gewissenhafte Sachlichkeit

Erichsen führte anhand von Fallbeispielen bereits 1866 für die
»railway spine« exakt nahezu alle physischen, kognitiven und
sinnesmäßigen Symptome auf, die heutige Spezialisten für das
HWS-Distorsionstrauma nennen. Dabei weist er auch auf
Merkmale wie Empfindungslosigkeiten in Gliedmaßen und/
oder steifen Gang, Angstträume und Schwierigkeiten in der
Bewältigung des Berufs- und Alltagslebens hin, ebenso wie auf
die Möglichkeit allmählich zunehmender Verschlechterung.
Auch scheinbar fernliegendere oder schwerer greifbare Symptome wie schleichende Wesensveränderungen, Irritierbarkeit,
ein Gefühl, nie ganz wach zu sein, und Desorientiertheit im
Allgemeinen entgingen seinen Beobachtungen nicht. Er stellte
sie – wohl wissend um die zu erwartenden Auseinandersetzungen – unter das Montaigne-Zitat »Ich richte nicht, ich *be*richte«.

Erichsen legte Wert darauf, seine Studenten darüber aufzu-
klären, dass sich diese schwere Symptomatik gerade auf die angeblich leichteren Fälle, das heißt die mit fehlenden Verletzungszeichen, bezog! Er illustrierte diesen wichtigen Hinweis
mit Berichten über ausgesprochen banale Alltagsunfälle wie
beispielsweise den Sturz eines Fußgängers, um zu unterstreichen, dass nicht das äußere Schadensbild, das bei den Eisenbahnunfällen oft eindrucksvoll war, maßgebend für die Folgen
der Erschütterung sei. Seine Erklärung für problematische Verläufe war, dass bei Unfällen, die äußerliche Körperverletzungen
wie Brüche nach sich zogen, sich die Heftigkeit des Schocks in
diesen physischen Reaktionen äußere und dadurch eine Schädigung der subtileren Nervenstrukturen verhindert werde, wo-
gen eine solche genau dann umso wahrscheinlicher werde,
wenn dieser Ausweg nicht gegeben sei. Zugleich bereitete er darauf vor, dass die schlimmen Verläufe nach (scheinbaren) Bagatellunfällen oft missverstanden würden:

»Die Symptome ... werden von den Ärzten sehr unterschiedlich interpretiert. Einige der Praktizierenden ignorieren sie schlicht und sind der Meinung, sie existierten nur in der Einbildung des Patienten, oder sie schreiben sie, falls sie ihre Existenz denn zugeben, anderen Zuständen des Nervensystems zu als denen, die von dem Unfall herrühren könnten. Und falls sich doch die enge Verbindung der Verletzung damit erweist, entsteht keine geringe Diskrepanz zwischen den Expertenmeinungen, was die Fallprognose, die Permanenz der Symptome und die Behandlungs- oder Nichtbehandlungsfähigkeit des Patienten betrifft.« (*Übersetzung RH*)

Erichsen zufolge kam es nach einer »Wirbelsäulen-Erschütterung« im unguten Verlauf zu entzündlichen Vorgängen im Rückenmark, im verlängerten Mark (Hirnstamm) und/oder in den Hirnhäuten mit einer Art Meningitis als Folgekrankheit. Selbstverständlich scheinen die damaligen Auffassungen nicht mehr alle gleich plausibel, überzeugend aber bleibt, dass er die PatientInnen absolut ernst nahm. Im aktuellen Hickhack um Schleudertraumafolgen erkennt der medizinhistorische Blick, dass unterstellte Simulation und Rentenbegehrlichkeit alte Schlachtpferde in der Auseinandersetzung um die Entschädigungen sind.

1875 mischte sich Erichsen nochmals mit einem Buch in den ärztlichen Meinungsstreit, unter dem Titel *On concussion of the spine, nervous shock and other obscure injuries of the nervous system in their clinical and medico-legal aspects*. Gegen die Behauptung der renditebewussten, aufstrebenden Eisenbahngesellschaften, viele, wenn nicht alle dieser Beschwerden seien gespielt, warf dieser Arzt damit seine anerkannte Autorität sowie subtil beobachtete und sorgfältig beschriebene Krankheitsbilder in die Waagschale.

Von der »traumatischen Neurose« zur »Begehrensneurose«

In den Jahren 1889 und 1892 löste der deutsche Neurologe Hermann Oppenheim in den deutschsprachigen Ländern eine erstmalige wirkliche Bekanntheit des Leidens aus. Von ihm stammt der Begriff »traumatische Neurose«. Oppenheim sah wie Erichsen, und vor diesem Duchesne in Frankreich (1857), die Ursache dieses neuro-psychischen Leidens in *organischen*, wenn auch mikroskopisch nicht erkennbaren und nicht lokalisierbaren *Läsionen* im Rücken und verlängerten Mark.

Zu dieser Zeit verfügte das deutsche Kaiserreich im Zuge seiner sich machtvoll organisierenden Arbeiterschaft und von Bismarck unterstützt über schon gut ausgebaute Sozialwerke für die Unfall- und Invaliditätssicherung. (1883 wurde reichseinheitlich die Kranken-, 1984 die Unfallversicherung und 1889 die Alters- und Invaliditätsversicherung eingeführt.[28]) Die Verbesserung der Kenntnisse über die Folgen traumatischer Hals-Kopf-Erschütterungen führte in Verbindung mit den neuen sozialen Standards zu einem großen Zuwachs an Patienten. Zugleich zeigten sich die Verletzten (einschließlich ihrer Angehörigen und Anwälte) immer weniger bereit, ihr Leiden als ein unklares, womöglich psychiatrisches auf sich zu nehmen. Sie traten als Versicherte mit Ansprüchen in Erscheinung.

Dagegen meldete (in Zürich) mit Wirkung weit über die Landesgrenzen hinaus der Medizinprofessor Otto Nägeli (1871–1938) Widerspruch an. Ihm zufolge bildete die Tatsache des *Versichertseins* die Wurzel der Krankheit, die er deshalb als *Unfallneurose* bezeichnete. Eine Berentung fördere höchstens noch den »Leidens«-Verlauf, weshalb, wenn es denn überhaupt zu Entschädigungen kommen müsse, eine Kapitalabfindung stets vorzuziehen sei, war seine zäh und wirkungsvoll behauptete Meinung. Seine Ansichten beeinflussten ab 1909 auch das in Beratung stehende schweizerische Kranken- und Unfallversicherungsgesetz. Auch die schweizerischen Gutachter und Gerichte schwenkten auf diese Linie ein, wenngleich sie nicht unbestritten blieb und sich dies in der wissenschaftlichen Auseinandersetzung um Bemühungen andersgesinnter Ärzte fortsetzte.

Nach seiner Berufung nach Tübingen (1912) setzte Nägeli den Kampf gegen das von ihm als unheilvoll betrachtete System der Rentengewährung in Deutschland fort. Zwar hatte das deutsche Reichsgericht zu verdächtig auf *Begehrungsvorstellungen* zurückgehende Entschädigungsansprüche seit 1902 abgewehrt, doch für »traumatische Neurosen« blieb es nach wie vor grundsätzlich auf Seiten der Opfer. »Jedoch der Weltkrieg mit seinen Tausenden und Abertausenden von Kriegs-Zittern-Schüttlern, hysterisch Gelähmten, Aphonischen, Tauben, Sehschwachen öffnete auch den deutschen Ärzten die Augen; und die psychogenen Wurzeln dieser Zustände, deren volle Parallele zu der Unfallneurose der Friedenszeit offen zutage trat, drängte sich jedermann auf. In der denkwürdigen Sitzung der Gesellschaft Deutscher Nervenärzte zu München im Jahre 1916 erfuhr die *traumatische Neurose* Oppenheims als organische Affektion ihr endgültiges Begräbnis. Einer der wirksamsten Totengräber war Nägeli.«[29] Schon ein Jahr darauf erschien dessen Buch *Unfalls- und Begehrensneurosen*, das in der Schweiz, aber auch in Deutschland ein Leitfaden für Gutachter und Gerichte werden sollte.

Simulation: ein Begriff aus der Kriegsgeschichte

Mit dem Ersten Weltkrieg fiel die »traumatische Neurose« zunehmend unter Soldaten nach Einsätzen im Feld auf, wobei sie die Psychiatrie in den kriegsführenden Ländern Frankreich und Deutschland mehr und mehr in Zusammenhang mit Simulation aufgrund von Feigheit und Willensschwäche stellte. Dass Krieg an sich Menschen schädigt – ganz abgesehen von seinen vielen Gelegenheiten für mechanische Traumata durch Aufprall, Stöße und Erschütterungen aller Art –, war nicht in ihrem Blick Die nahe liegenden realen Verletzungsmöglichkeiten im Hals-Kopf-Bereich wurden verdrängt. Viele Psychiater konzentrierten ihr Interesse auf die Aufdeckung der unterstellten Simulation und die Bekämpfung der angeblich konstitutionellen oder erblichen »Willensschwäche« der unter einer »traumatischen Neurose« durch mechanischen Schock leidenden Soldaten. Die Linderung ihrer Beschwerden fand dagegen wenig Aufmerksamkeit. So zogen viele Soldaten das Wiedereinrücken an die Front dem Risiko, eventuell gar als Feigling erschossen zu werden, entschieden vor.[30] Bei van der Kolk u.a.[31] findet sich die Schilderung, wie in der Periode nach dem Ersten Weltkrieg deutsche Psychiater aus der Erschütterung nach mechanischem Schock eine eingebildete Krankheit aus Begehrlichkeit machten. Diese Gruppe vertrat die Überzeugung »Das Gesetz ist die Ursache der Unfallneurosen«. Dies bedeutete: Als Ursache der Symptomatik unterstellten sie einen sekundären Krankheitsgewinn. Die »traumatische Neurose« – das heutige HWS-Distorsionstrauma – war für diese Mediziner deshalb keine Krankheit, sondern ein Kunstprodukt des Versicherungssystems.

Der Begriff der »traumatischen Neurose« wurde durch die Bezeichnung »Rentenneurose« abgelöst, wenn sie nicht sogar »Begehrensneurose« genannt wurde. Die Reichsversicherungsordnung (RVO) von 1926 zementierte diesen Ansatz für Deutschland; Hals-Kopf-Traumen sollten nun grundsätzlich nicht mehr entschädigt werden. Die Idee dahinter war, die Schädigungen würden alsbald verschwinden, wenn die Aussicht auf eine mögliche Berentung entfalle. »Nur unmittelbare Schockreaktionen wurden akzeptiert. Wenn die Probleme des Patienten andauerten, wurde dem Zusammenspiel von Prädisposition, Konstitution, ›Degenerationsneigung‹ und Verfügbarkeit einer Entschädigung die Schuld gegeben. (...) Die Reichsversicherungsordnung überdauerte die Naziperiode und die Zeit danach. Sie wurde 1959 leicht modifiziert, aber auch heutzutage wird die Entschädigungspraxis in Deutschland weiterhin viel restriktiver gehandhabt, als es in den meisten anderen Ländern der Fall ist.« (van der Kolk 2000, S. 75)

Die Entschädigungspraxis des Reichsversicherungsamtes gab den schweizerischen Parlamenten Anstoß zu Erwägungen darüber, ob man nicht im eigenen Kranken- und Unfallversicherungsgesetz (von 1911, Art. 82) die Kapitalabfindung oder Rente besser streichen und stattdessen mit konsequenter Härte gegen die »traumatische Neurose« vorgehen sollte. Das Hals-Kopf-Trauma wurde damit entgegen den Erkenntnissen Erichsens und Oppenheims wieder einseitig im nur Psychischen angesiedelt und jeder organische Bezug geleugnet. »Jetzt, da allgemein die psychogenen und die durch die besondern Verhältnisse des Versicherungswesens bedingten Ursachen dieser Pseudokrankheit anerkannt werden, kann man sie ruhig auch Begehrungsneurose nennen. Mancher Gutachter benützt lieber diesen Ausdruck.« (A. Pometta 1928, in seiner medizinischen Dissertation an der Universität Genf 1928)

Menschlichere Stimmen wie diejenige von Walter Riese, Neurologieprofessor an der Universität Frankfurt, fanden nicht mehr das Gehör, das sie verdient hätten: »Erst wenn wir gelernt haben, dem Unfallkranken nicht anders zu begegnen wie anderen Kranken auch – das heißt wie anderen Menschen auch –, erst dann wird die Lösung dieses schwierigen Problemes in den Bereich der Möglichkeiten rücken. Dann erst werden wir entdecken, wie sehr wir an der Erzeugung der rentensüchtigen und arbeitsunwilligen Unfallneurotiker mitbeteiligt sind: Hängt es – von welcher Seite auch ich einen Kranken wie einen Menschen überhaupt kennen lerne – doch ganz davon ab, wie ich ihm begegne. Ja, ich kann durch die Art meines Begegnens, meines Vertrauens oder Mißtrauens überhaupt erst Seiten an ihm entwickeln, die in ihm geruht haben mögen, aber jedenfalls nicht sichtbar gewesen sind. Ich bilde den Kranken in der Untersuchung und Befragung in gewisser Hinsicht mit. Wer nur mit Rentensüchtigen und Arbeitsunwilligen rechnet, vielleicht, weil er mit anderen nicht rechnen *kann*, der wird nur solche zu sehen bekommen. Denn seine Empfangsorgane sind anderen Erfahrungen nicht geöffnet. Und auch jede Statistik, wie jede wissenschaftliche Arbeit, enthält die psychologischen Voraussetzungen ihres Schöpfers, *seine* Betrachtungsweise, *seine* Fragestellungen und oft schon – *seine* Antworten.«

Sichtweisen Freuds

Mit den menschlichen Reaktionen auf einen unerwarteten mechanischen Stoß oder Schlag beschäftigte sich auch Sigmund Freud in Wien. In *Jenseits des Lustprinzips* (1920)[32] rang er um das Verständnis der »traumatischen Neurosen«: »Nach schweren mechanischen Erschütterungen, Eisenbahnzusammenstößen und anderen, mit Lebensgefahr verbundenen Unfällen ist seit langem ein Zustand beschrieben worden, dem dann der Name › traumatische Neurose‹ verblieben ist. Der schreckliche, eben jetzt abgelaufene Krieg hat eine große Anzahl solcher Erkrankungen entstehen lassen und wenigstens der Versuchung ein Ende gesetzt, sie auf organische Schädigung des Nervensystems durch Einwirkung mechanischer Gewalt zurückzuführen.«

Dass Freud kein Organiker war, hinderte ihn keineswegs daran, die physischen Schmerzen und vielfältigen Einbußen solcher PatientInnen anzuerkennen. Ihre Leiden lehrten ihn die Bedeutsamkeit des Reizschutzes und seiner Durchbrechung, doch besonders fesselte ihn eine der vielen Nachwirkungen eines traumatischen Schocks: eine Verhaltensweise, die bis heute Rätsel aufgibt und unter dem Namen »Wiederholungszwang« bekannt ist.[33] Angelehnt an Pierre Janet (1859–1947) und Jean-Martin Charcot (1825–1893), beide Neurologen an der Salpêtrière, einer berühmten Heilanstalt in Paris, behielt Freud zunächst die Theorie bei, dass die Summe der nicht abgeschlossenen Körperreaktionen ein leidvolles Potenzial für alle Arten von Folgezuständen und Schmerzen enthielte. Im »Wiederholungszwang« jedoch sah er später zunehmend eine Funktion der Verdrängung, die durch ein Aufarbeiten des Geschehenen dem Bewusstsein zugänglich gemacht werden sollte. Damit könne es *erinnert* und müsse nicht wieder erlebt werden. Unter Abänderungen und Weiterentwicklungen der Freudschen Psychoanalyse gewann im 20. Jahrhundert hauptsächlich diese den innerpsychischen Konflikt betonende Vorstellung an Einfluss, während seine früheren ganzheitlichen Ansätze wie auch die mehr körperorientierten Richtungen in der Nachfolge von Wilhelm Reich bis in die 80er-Jahre marginal blieben.[34] Die älteren Theorien gingen damit für lange Zeit zugunsten einer Sichtweise unter, die das Tatsächliche des realen Ereignisses und seiner Folgen wesentlich ins Innerpsychische versetzte.[35] Die Beobachtung, dass nach Unfällen mit mechanischer Erschütterung der Halswirbelsäule manchmal »alte Geschichten« hochkommen, stärkte diese sich dem Psychischen mehr als dem Physischen zuneigende Sicht. Dass Traumata aus viel früheren Lebensjahren, emotionale wie physische, durch einen Unfall mit der Folge eines Schleudertraumas aktiviert werden und eine neue Aktualität erhalten können, ist ein interessantes Phänomen. Dass dies im Laufe der Zeit aber auch dazu benutzt wurde, die Leiden der Betroffenen nicht ernst zu nehmen, ist bedauerlich. Zutreffend wäre es, das Auftreten einer solchen Kettenreaktion als zusätzliche Folgeverletzung und Einbuße durch den Unfall zu gewichten.

Das Ringen um ein Verständnis dessen, was in Körper, Geist und Seele von Menschen abläuft, die nach einer mechanischen Erschütterung in schwere Leidenszustände geraten, ist heute ebenso wenig vorbei wie in der Schilderung eines unfallbedingten Traumas, die der von den Nazis vertriebene Freud 1938 in seinem Londoner Exil nach einer von ihm gefürchteten und verhassten Eisenbahnfahrt von Wien nach Großbritannien in einem Text zu Papier brachte, der sich sonst mit religionswissenschaftlichen Inhalten beschäftigt:

»Es ereignet sich, daß ein Mensch scheinbar unbeschädigt die Stätte verläßt, an der er einen schreckhaften Unfall, z.B. einen Eisenbahnzusammenstoß, erlebt hat. Im Laufe der nächsten Wochen entwickelt er aber eine Reihe schwerer psychischer und motorischer Symptome, die man nur von seinem Schock, jener Erschütterung oder was sonst damals gewirkt hat, ableiten kann. Er hat jetzt eine ›traumatische Neurose‹. Das ist eine ganz unverständliche, also neue Tatsache. Man heißt die Zeit, die zwischen dem Unfall und dem ersten Auftreten der Symptome verflossen ist, die ›Inkubationszeit‹ in durchsichtiger Anspielung an die Pathologie der Infektionskrankheiten.«[36]

Gewiss sucht niemand in einer solchen Schrift nach Beispielen zu den Folgen mechanischer Erschütterung – in mir erweckte sie die Vorstellung, wie es wohl wäre, wenn dieser kurze Text Freuds da und dort an den Türen oder Wänden einer neurologischen Klinik, einer psychiatrischen Praxis, eines Gutachter-Institutes oder eines Unihörsaales hängen würde. Allerdings ist es nicht einfach, Freud in die Begriffsentwicklung zur traumatischen Neurose einzuordnen. Die Architektur seines Werkes fasst das Trauma in weit auseinander fallende Konzepte.

Zusammengefasst kann man sagen, dass Freud die hysterisch-traumatische Neurose im Sinne Charcots wohl zum Ausgangspunkt seines für eine kurze Phase ›pantraumatisch‹ genannten Traumakonzeptes nahm, sie dann aber zugunsten seiner den Sexual- und den Todestrieb ins Zentrum stellenden Theorien nicht weiterverfolgte.

Diese medizin- und psychiatriehistorischen Ausführungen verdeutlichen, welch schwieriges Erbe die Opfer eines Hals-Kopf-Traumas ungewollt und gerade auch im Fall geringfügiger Erschütterung in vollem Umfang antreten müssen. Es kann möglich sein, dass sich eine allgemeine Anerkennung auch wegen unmittelbarerer Sorgen in und nach den einschneidenden zwei Weltkriegen nicht durchsetzte und die Debatte drüber erst jetzt, mit den dramatisch zunehmenden Fällen im Straßenverkehr und den auch materiell anderen Voraussetzungen der Friedenszeit neuen Vorschub erhielt. Die Geschichte der Abfindungspraxis erhellt auf jeden Fall, dass den Phasen absoluter Restriktion – Apostrophierung der Krankheit als »Begehrensneurose« – bereits weit großzügigere vorausgegangen waren. Es ist folglich sinnvoll, in ihr nach den brauchbaren Elementen zu forschen und die diffamierenden klar auszuschlagen, um zu einer neuen, wieder angemessenen Sichtweise zu gelangen.

Ein Begriff auf Schleuderkurs

Obwohl der Begriff Schleudertrauma nicht unumstritten ist, spricht für seine Verwendung, dass er sowohl einen Unfallmechanismus als auch eine Auswirkung enthält und sich damit in mehrerer Hinsicht in Einklang mit der zur Zeit vorherrschenden Trauma-Definition befindet. Neben der Begriffsvariante »Schleudertrauma der Halswirbelsäule« finden sich heute weitere Bezeichnungen wie »Halswirbelsäulenverletzung«, »HWS-Distorsionstrauma«, »Hals-Kopf-Trauma« oder (»zervikozephales) Beschleunigungstrauma«. Ausländische Begriffe wie »whiplash injury« (Verletzung durch Peitschenschlag) und »coup de lapin«[37] legen in besonderem Maße die starken Einwirkungen nahe.

Die nach Claussen (1999, S. 137) bei den Diagnosen verwendeten, auch nach Verletzungsschwerpunkten variierenden Bezeichnungen für die Beschwerdebilder nach einem Hals-Kopf-Trauma seien hier in alphabetischer Folge wiedergegeben.

- Cervicales Syndrom
- Cervico-brachiales Syndrom
- Cervico-encephales Syndrom
- Cervico-medulläres Syndrom
- Chronisches posttraumatisches Kopf-Hals-Leiden
- Halsverletzung durch Verkehrsunfall
- Halsdistorsion, Weichteildistorsion
- Hals-Kopf-Trauma
- HWS-Distorsion
- HWS-Schleudertrauma
- Late-Whiplash-Syndrom
- Whiplash-Peitschenschlagsyndrom

In internationale Studien – immer öfter aber auch in anderen Zusammenhängen – wird die von der Québec Task Force gefundene Bezeichnung »Whiplash-Associated Disorders« sowie die Abkürzung WAD verwendet.[38]

Mir scheint der Ausdruck »Schleudertrauma« zur Zeit immer noch angebracht, da er nicht nur verstanden wird, sondern das Spezifische der Verletzung insgesamt schon recht genau erfasst: die stumpfe, unsichtbare Wunde mit der noch schwer nachweisbaren Gesamtheit der Organverletzungen und vielschichtigen Symptomatik. Manchmal vermeiden Ärzte in ihrer Erstdiagnose den angeblich in sich schon »problematischen« Begriff, nicht wahrhaben wollend, dass nicht die Bezeichnung der Verletzung, wohl aber der sperrige Umgang der Versicherungen mit den davon Betroffenen das Problem ist. Die Verletzten haben das Anrecht auf eine Diagnose in sowohl präziser als auch verständlicher Terminologie. Die verharmlosende Umschreibung ihres Syndroms mit »Verstauchung«, »Zerrung« oder »starke Prellung« bringt sie und ihr Umfeld nur in die Gefahr, ihre Schmerzen und weiteren Leiden zu Beginn nicht genügend ernst zu nehmen, womit sich die Sache noch verschlimmern kann. Daneben sind auch folgenreiche Fehldiagnosen möglich, solange das Krankheitsbild eines Schleuder- oder HWS-Distorsionstraumas weder hinreichend bekannt noch allgemein anerkannt ist. Um Muskelschwund oder Syphilis könne es sich bei ihren Beschwerden handeln, wurde vor noch nicht langer Zeit die unfallbedingte HWS-Verletzung einer Ingenieurin und Mutter in einer Schweizer Klinik fehldiagnostiziert und die Patientin damit vorzeitig entlassen.

Hier könnte zu bedenken sein, was der französische Neurologe und Psychoanalytiker Claude Barrois[39] zur Nomenklatur von Phänomenen kurz und bündig äußerte: »La chose précède toujours le mot.« (»Die Erscheinung geht stets ihrer Bezeichnung voran.«) Die trotz ehrlichen Ringens um die Sache vielfache Phrasendrescherei bei der Suche nach dem rundum stimmigen Begriff bringt er in der Fortsetzung auf den Punkt: »Viele Benennungen und Nomenklaturen haben die Störung schon bezeichnet, oft längst bevor sie ein Bürgerrecht in der (...) Klassifikation bekamen. Dabei waren die alten Bezeichnungen um nichts weniger oder mehr zweckdienlich als die unseren. Es ist folglich angezeigt, sich vor einem Kultur-Zentrismus zu hüten und die Illusion eines annähernd idealen Ansatzes zu pflegen.«

Der Moloch Verkehr fordert
seinen Tribut

Wie auch immer die Verletzung im Genick bezeichnet wird, unvernebelt kommt durch sie in den Blick, dass der heutige dichte Stadt- und Ballungsverkehr einen hohen Preis fordert. Die jährlich neuen rund 400 000 Schleudertrauma-Fälle in Deutschland, allein durch Autokollisionen – und da meistens durch Heckaufprall –, verursachen laut dem Gesamtverband der deutschen Versicherungswirtschaft (GDV) geschätzte zwei Milliarden Mark an medizinischen Folgekosten, damit allerdings noch einiges weniger als in der viel kleineren Schweiz, wo sie auf 1 bis 2 Milliarden Franken pro Jahr hochgerechnet werden. Über diese enorme Belastung, die sogar im Einzelfall die Millionengrenze übersteigen könnte, zeigt sich der Schweizerische Versicherungsverband SVV besorgt. Rund 3 000 Auffahrunfälle werden in der Schweiz jährlich aktenkundig. Ungefähr gleich viele HWS-Verletzungen vor allem durch Arbeits-, Fahrrad-, Schnee-, Reitsport- oder auch Haushaltsunfälle kommen hinzu.[40] Auch Kampfsportarten sowie Freizeit- und Ferienaktivitäten wie Biken und Tauchen werden als Unfallquellen erwähnt. Viele davon werden aber nirgendwo registriert, weil es sich vermeintlich um einen Bagatellunfall gehandelt hatte, ein Eigenunfall vorlag, der Umfang der Verletzung erst viel später hervortrat und deswegen der Zusammenhang nicht erkannt wurde.

Die Bundesanstalt für Straßenwesen weist in der amtlichen Unfallstatistik der Bundesrepublik Deutschland für das Jahr 1998 insgesamt 740 237 Beteiligte an Straßenverkehrsunfällen aus, von denen 505 111 verunglückten: 7 792 mit Todesfolge, 108 890 mit schwerer und 388 429 mit leichter Verletzung.

1991 wurden – bei geringerem Verkehrsvolumen – 11 300 Getötete, 131 093 Schwerverletzte und 374 442 Leichtverletzte gezählt. Die Anzahl der Getöteten ging erfreulicherweise trotz wachsendem Verkehrsvolumen zurück. Dieser Rückgang ist ohne Zweifel das Ergebnis verschiedenster Anstrengungen im Bereich der Verkehrssicherheit. Zu den – gleichwohl steigenden – Verletzungen der Halswirbelsäule bei Pkw-Insassen verweist die Bundesanstalt für Straßenwesen auf die Studie »Fahrzeugsicherheit '90 des GDV (Gesamtverband der deutschen Versicherungswirtschaft)« von 1994. Aus ihr geht hervor, dass von 15 000 Pkw-Pkw-Kollisionen mit Personenschaden bei 12 193 Fällen (81,3 Prozent) mindestens von einem Insassen eine HWS-Verletzung angegeben worden ist. Für die Schweiz und die USA gelten vergleichbare Anteile, wobei mit der größeren Bekanntheit der Symptomatik und den diagnostischen Fortschritten mit weiteren Anstiegen zu rechnen ist. Geschätzt wird, dass 20 bis 30 Prozent der Schleudertraumata nicht von selbst ausheilen.

Inzwischen übernimmt die Automobilindustrie erfreulicherweise mit einigen Marken wie Volvo, Saab und inzwischen auch Opel für gewisse Modelle eine Vorreiterrolle in der Schleudertrauma-Prävention. Die neuartigen Kopfstützen versprechen mehr Schutz bei dem gefürchteten Heckaufprall. Die neueste Entwicklung des Zulieferers Johnson Controls, Neck-Shield-Prinzip genannt, hebelt die Kopfstütze innerhalb von 20 bis 25 Millisekunden um bis zu sechs Zentimeter nach vorne, wodurch die Schleudergeschwindigkeit des Kopfes erheblich reduziert wird. Auslöser ist ein Crashsensor, der eine Zündpille elektrisch aktiviert (siehe Fachmagazin *Automobil Industrie* vom 9. Nov. 2000).

Mercedes-Benz stellte ein neues Insassenschutzkonzept unter der Bezeichnung PRE-SAFE vor. Dieses System reagiert bereits vor einem Zusammenstoß. Es erkennt mittels Sensoren die Unfallgefahr und aktiviert verschiedene Sicherheitsmaßnahmen, zum Beispiel einen neuartigen Gurtstraffer und sich automatisch verstellende Sitze. Wird die Kollision verhindert, stellen diese sich in die Ausgangsposition zurück. Das Konzept basiert auf Erkenntnissen der Mercedes-Unfallforschung, wonach bei rund zwei Dritteln aller Verkehrsunfälle zwischen dem Erkennen eines Unfalls und dem eigentlichen Crash eine relativ lange Zeitphase vorausgeht, die künftig für die Aktivierung der Schutzsysteme genutzt werden kann. Ob es wirklich wirksam sein wird – und nicht eher die Angst vor einem Heckaufprall der Verkaufsförderung dienen lässt – oder am Ende für ein verändertes Verletzungsbild sorgt, wird sich zeigen müssen.

Die Ausrüstung der Wagen mit Fühlern und – dies als Zukunftsvision – Möglichkeiten automatischer Abbremsung bei Unterschreitung einer gewissen Distanz zum Vorderwagen könnten zumindest auf das gefürchtete Schleudertrauma durch Heckaufprall eine eindämmende Wirkung haben – ähnlich jener auf die »Eisenbahn-Wirbelsäule« nach erfolgter Einführung adäquater Brems- und Sicherheitssysteme.

Das Problem der mechanischen Erschütterung wird allerdings auch nach einer eventuell erfolgreichen Reduktion der Auffahrunfälle erheblich bleiben. Auch der Flugverkehr erzeugt über abgebrochene Starts, unsanfte Landungen, Luftturbulenzen u. Ä. immer wieder Schleudertraumata, die noch kaum im Blick der Öffentlichkeit sind, nicht zu reden von Terrorattacken oder Krieg, die es gewiss machen, dass der verletzliche Hals-Kopf-Bereich allen erdenklichen mechanischen Erschütterungen ausgesetzt bleibt.

Was ansteht:
Schäden anerkennen

Die Praktiken

Der Leitfaden für beratende Ärzte, herausgegeben vom medizinischen Dienst der Schweizerischen Vereinigung Privater Kranken- und Unfallversicherer (PKU) markiert in eigener Auslegung des UVG die Grenze des Leistungswillens: »Eine Leistungspflicht des Versicherers besteht: a) für alleinige Unfallfolgen oder b) für die Verschlimmerung eines Vorzustandes, die nachgewiesenermaßen durch natürliche bzw. adäquate Unfallfolgen verursacht ist.« So weitreichend die Leistungen der heutigen Schulmedizin sind, so leicht kann an dem Punkt »nachgewiesenermaßen« dann doch ihre Definitionsmacht enden. Den Streit darum, was natürliche und adäquate Unfallfolgen sind, entscheidet nicht die Medizin allein. Auch in Redaktionsstuben, Anwaltsbüros, Arbeits- und Ausbildungsstätten, unter Konstrukteuren und Biomechanikern sowie – besonders maßgeblich – in den Gerichtssälen wird um die Entscheidung darüber gerungen. Die Versicherungen bedienen sich verschiedener Abwehrstrategien, um den HWS-Verletzten Leistungen vorzuenthalten und sie wo möglich in den kostengünstigeren Krankenkassen- oder gar den steuerfinanzierten Sozialbereich abzuschieben.[41] Selbst über das Mittel der Psychiatrisierung geschehen Abdrängungen. Eine behauptete Prädisposition sowie angebliche Vorschäden, die beim Versicherungsabschluss noch nicht aufgetaucht waren, sind andere Gründe für die Nichtanerkennung der Unfallfolgen. Nur folgerichtig ist der juristische Schritt: Wer immer die Möglichkeit dazu hat, wehrt sich gegen solche Versuche. Am Schluss sind es oft die Gerichte, die darüber entscheiden müssen, was eine wirkliche Unfallfolge ist und was nicht. Selbstverständlich erfordert dies medizinisches Expertenwissen, worauf sich ein Kreis schließt, bei dem sich an der Abwehrstrategie auch noch ein schönes Gutachergeld verdienen lässt. Dass dieser Zustand allseits unbefriedigend sein muss, versteht sich. Die Leidtragenden sind in aller Regel Menschen, die viele Jahre arbeiteten und ihre Versicherungsprämien bezahlten und zudem häufig vollkommen unschuldig zum Verkehrsopfer wurden, während die Verursacher oft nicht einmal mit einer Buße belangt werden oder sich anderweitig wegen des entstandenen Personenschadens verantworten müssen. Aufgrund der Schwierigkeiten in der Schadensregelung geraten Hals-Kopf-Verletzte einschließlich naher Angehöriger oft jahrelang, wenn nicht sogar dauerhaft, in wirtschaftliche Unsicherheiten und Verluste oder verlieren sogar ihr Vermögen. Dass sie, in reichen westlichen Ländern wie den unseren, darüber hinaus immer noch durch Arbeitsplatzverlust in eine existenzbedrohende Lage geraten können, ist beängstigend und für niemanden ein Ruhmesblatt. Selbst für die Angestellten der Versicherungen mögen die Investitionen in teure Abwehrmaßnahmen zunehmend mühevoll sein, sind sie es doch, die den Anspruchstellern Druck aufsetzen, sie kontrollieren, einschüchtern, abschrecken oder gar abwimmeln müssen. Mit Sätzen wie »Diese Therapie wird von unserem medizinischen Dienst nicht anerkannt« lassen Versicherungen auch immer noch einige aussichtsreiche Behandlungen nicht zu, selbst dann, wenn sie ärztlich verschrieben sind. Wer es sich leisten kann, finanziert solche Therapien vor und strebt eine rückwirkende Kostenübernahme an.

Die Reportagen in diesem Buch mögen jenen, die in den Schadensabteilungen der Versicherungen oder als Gutachter tätig sind, die Augen für die ihnen zugedachte Rolle im Abwehr-Dispositiv von Schleudertraumakosten öffnen. Auch Versicherungskonzerne leben letztlich vom Solidargedanken.

Eine bessere und befriedigendere Zusammenarbeit mit den Betroffenen und ihrem Umfeld kann wirklich nur im Interesse aller sein. Aus dem Kreis der Gutachter, die zu einem Paradigmenwechsel von Bestreiten und Ablehnen hin zu Akzeptieren und Unterstützen noch nicht bereit sind, kommt Abwehr. Die von den Konzernen Beauftragten spezialisieren sich in aller Regel auf die Negation der Unfallkausalität und kaprizieren sich auf Spitzfindigkeiten in der Nomenklatur rund um das Schleudertrauma und werden dies ungebremst fortsetzen, solange sich an ihrer entsprechenden Honorierung nichts ändert.

Die Autoren des Buches *Das HWS-Schleudertrauma – moderne medizinische Erkenntnisse* merken zur Gutachterpraxis in der Schweiz kritisch an :»Wenn sich heute in der Schweiz Ärzte einerseits als neutrale Gutachter ausgeben, andererseits gleichzeitig Vertrauensärzte der auftraggebenden Versicherungen sind, ist dies offensichtlich ein Missstand.«[42] Dasselbe gilt zu Studien, Gremien und Tagungen mit mehr oder weniger deutlichem finanziellen Support von der Versicherungswirtschaft. Das von ihr nicht in die Heilung, sondern in die Abschmetterung der HWS-Unfallschäden investierte Geld ist auf lange Sicht nicht profitabel angelegt. Gutachten mit dem ungeschriebenen Zweck, den kausalen Zusammenhang zwischen dem Unfall und seinen Folgen zu negieren, dienen zwar der Kostenminimierung ihrer Auftraggeber, schaden aber ihrem Ruf und steigern den Ausgabenanstieg im öffentlichen Gesundheits- und Sozialwesen.

HWS-Verletzte rechnen meistens leider erst nach entsprechenden Erfahrungen mit einer möglichen Interessenkollision in der Figur des Arztes, dem als Gutachter das Gewinnstreben seiner Auftraggeber näher am Herzen liegt als das Patientenwohl. Ihr ist es wesentlich zuzuschreiben, dass das Arzt-Patienten-Verhältnis im Fall des Schleudertraumas oft so nachhaltig belastet ist, und nicht bloß dem Fehlen einer durchstandardisierten Diagnostik und Therapie.

Die liebe Beweisnot

Umstrittene Kausalität

Aufträge zu Gutachten werden oft mehreren Fachärzten vorgelegt. Den PatientInnen steht hinsichtlich einer Ergänzung oder einer Reduktion der Untersuchungen eine Mitsprachemöglichkeit zu. Die Versicherungen verfolgen mit der Begutachtung den Zweck zu ermitteln, ob und in welchem Maße sie die finanziellen Konsequenzen der Verletzungsfolgen zu tragen haben. In der Zwischenzeit legen sie bis zur Klärung ihrer Kostenpflicht das Geld als Rückstellung an.[43] Gemäß Haftpflichtgesetz müssen die Geschädigten den behaupteten Schaden nachweisen können. Dafür reichen ihre eigene schlechte Befindlichkeit und nur eine Diagnose nicht aus. Der Kausalzusammenhang zwischen ihrem Zustand und dem Unfall muss allerdings nicht strikt bewiesen, sondern »nur« genügend glaubhaft gemacht werden können.

Ohne einen solchen Nachweis existiert trotz der subjektiven und selbst der medizinisch zugestandenen Leiden kein Leistungsanspruch! Daraus kann leicht eine sehr belastende Beweisnot entstehen. Werden sie dabei zu reinen Krankenkassenfällen, bedeutet dies zum Beispiel in der Schweiz, für zehn Prozent aller Klinikrechnungen und ambulanten Kosten aufkommen zu müssen. Noch einschneidender ist die häufig ungenügende Deckung im Tagegeld- oder Lohnfortzahlungsbereich. Ins Geld fallen nicht selten v.a. die Kosten für neuartige oder alternative Therapien, die von den Krankenkassen entweder nur teilweise oder in ihrer Anzahl limitiert oder gar nicht bezahlt werden. Ähnlich steht es mit psychologischer Betreuung: Dafür gibt es in der Schweiz eine Kassenleistung nur bei Ausführung durch Ärzte oder Ärztinnen oder von ihnen beauftragte TherapeutInnen. Sonst bezahlen allenfalls Krankenzusatzversicherungen ganz oder teilweise eine limitierte Anzahl von Sitzungen. Während das schweizerische Unfall-Versicherungsgesetz (UVG) alle den Heilverlauf begünstigenden Maßnahmen vorsieht, besteht im Krankenversicherungsgesetz (KKG) ein abschließender Leistungskatalog. Was darüber hinausgeht, ist dem persönlichen Versicherungsschutz überlassen. Das UVG kennt die Integritätsentschädigung, das heißt die Abfindung, wenn der Genesungsverlauf stagniert und bestimmte Einbußen als bleibend angenommen werden. Gegen das Abgeschobenwerden in den Kassenbereich wehren sich daher Schleudertrauma-PatientInnen mit gutem Grund. Ihnen einen Verzicht auf diese Auseinandersetzung nahe zu legen, weil sie Kraft koste, oder – mit einem tiefen Griff in die medizinhistorische Schublade – sogar zu behaupten, sich zu wehren behindere den Heilverlauf, ist nicht korrekt. Der Verlauf eines HWS-Schleudertraumas wird dadurch weder begünstigt noch verzögert. Doch auch einem manchmal nahe liegenden Hinnehmen solcher Versuche aus Gründen der eigenen und familiären Schonung sollte widerstanden werden. Es ist in jedem Falle ratsam, juristischen Beistand zu suchen (siehe Anhang).

Die Auseinandersetzung mit Schmerz und unsichtbaren Krankheiten

»Ansteckendes« Schleudertrauma – traumatische Übertragung?

Schmerz weckt auf die Dauer Gefühle der Angst, Verzweiflung, Verlorenheit, Ohnmacht und Wut. Der Gedanke, versagt zu haben, oder auch die Scham darüber, so anhaltend und trotz vieler eigener und fremder Bemühungen nicht wieder gesund zu werden, kann zur Plage werden. Sogar Selbstvorwürfe wie »Hätte ich doch nur ...«, »Wäre ich doch nicht ...«, »Wenn ich bloß rechtzeitig ...« usw. sind wahrscheinlich. Auch wenn nichts für eine Mitschuld spricht und sogar auch der Verursacher juristisch klar festgestellt ist, übernehmen die Opfer oft einen Teil der Verantwortlichkeit. Dabei geht es um viel Tieferes als Mitverantwortung in einem juristischen oder technischen Sinn: Sie empfinden es als erdrückend, absolut chancenlos gewesen zu sein und keine Möglichkeit des Entkommens gehabt zu haben oder diese vermeintlich verpasst zu haben.

Geht die Gesundheit über eine längere Zeitspanne mit ungewisser Aussicht auf Heilung verloren, setzt zudem Trauer ein: um den Verlust eines der anerkannt höchsten Güter und der vielen davon abhängigen Freiheiten und Freuden. Solche komplexen Gefühle erzeugen nicht selten Irritation auch im persönlichen und sozialen Umfeld. Manchmal scheinen sie geradezu auf andere überzuschwappen! Diese anderen werden dann ungeduldig und wütend, zum Beispiel über die Hartnäckigkeit, mit der das Leiden der HWS-Verletzten fortdauert und zu einem beherrschenden Thema wird.

Nicht selten kommt es vor, dass Schleudertrauma-PatientInnen durch Angestellte, Gutachter und Anwälte der Versicherungen beschimpft oder auf andere Weisen gedemütigt und verletzt werden. Ablehnung und Misstrauen haben zwar eine rationale Quelle in den hohen Kosten, die ihre Fälle verursachen, doch was bei den Unfall- und besonders den Autohaftpflichtversicherungen noch nachvollziehbar ist – bei Angehörigen der heilenden Berufe ist es sehr erklärungsbedürftig. Hier hängt das Phänomen der oft geringen Akzeptanz von HWS-Verletzten kaum nur mit der schwierigen Behandelbarkeit des Leidens zusammen, da diese bei anderen Patientengruppen ja durchaus auch vorkommt. Es ist die tiefer liegende Psychodynamik des traumatischen Geschehens, einschließlich der ihr folgenden Wesensveränderungen, was störend in die Beziehung eingreift. Ungeduldige ÄrztInnen, irritierte TherapeutInnen, die sich fragen, ob ihre Behandlung überhaupt noch einen Sinn hat, sollten wissen, dass sie damit zum Teil sehr ähnlichen Gefühlen ausgesetzt sind wie ihre PatientInnen. Sie wurden quasi teilweise vom Schleudertrauma angesteckt und erleben nun ihr eigenes Tun und Raten als im Grunde hilfloses Scheitern. Erkennen sie das Problem nicht rechtzeitig, geraten sie möglicherweise sogar in Wut oder Angst gegenüber der als schwierig empfundenen Person, verbunden mit eigenen Schuldgefühlen. Spätestens wenn Rechnungen nicht bezahlt, Behandlungen ohne gegenseitige Rücksprache abgebrochen werden oder Termine kurzfristig platzen, sollten sich die Helfenden vertiefte Gedanken zu der wirklichen Not der PatientInnen und einer eventuellen Übertragung und Gegenübertragung machen. Ist es nicht genau das, worüber der Patient ständig klagt: sich ohnmächtig zu fühlen, nicht zu wissen, ob und wann das Geld kommt, sich nicht im Klaren zu sein, ob der andere mit ihm zusammenarbeitet oder ihm schadet, ihn am Ende gar betrügt oder bewusst täuscht?

Der französische Psychiater und Analytiker Barrois erfasst diese Gegenübertragung mit demjenigen Begriff, den sie verdient: als im Grunde ein Symptom, unter dem die Gutachter, Ärzte und sonstige Behandelnde leider oft unbewusst und darum auch ungenutzt leiden: »Jenseits subtiler Argumentationen und überbordender Rechtfertigungen verrät sich eine medizinisch-juristische Tendenz in Sachen ›traumatischer Neurose‹. Es ist dies der Wunsch, das Phänomen zu beherrschen sowie es gleichzeitig unter Verdacht zu stellen. Das Problem der Schadensexpertise und einer fraglichen Abfindung haben Vorrang vor der therapeutischen Beziehung. Auch da zeigt uns die Geschichte die Bedeutung und den repetitiven Charakter des Symptoms. Wir möchten seinen schädlichen Effekt nur noch einmal unterstreichen: Indem es nichts anderes darstellt als eine aus der Gegenübertragung stammende Projektion von Seiten der Kliniker, führt es eine Verschiebung und Ablehnung ein – überdeckt von einem guten Gewissen wegen der zu erwartenden finanziellen Wiedergutmachung des Schadens.«[44]

Ein weiterer grundlegender Aspekt, die mentalen Veränderungen bei den Hals-Kopf-Verletzten, trägt – neben der schwierigen Behandelbarkeit überhaupt – wahrscheinlich in besonderem Maße zu einem oft nicht problemlosen Verhältnis zwischen Arzt und Patient bei, vor allem wenn Ersterer mit solchen Fällen nicht hinreichend vertraut ist. Sowohl das Verleugnen als auch das Verfangensein oder eine Resignation von Seiten des Geschädigten erschweren die Kommunikation, machen ratlos und können so die Chance zu Hilfe mindern.

Vielleicht finden Angehörige heilender Berufe eine Möglichkeit, über ihre eigenen Gefühle zu sprechen: Die PatientInnen selber können dies schwerlich, solange ihre Leiden perspektivlos verlaufen, sie von ihrem Zustand zu besetzt sind und für sie nicht genügend Sicherheit und Vertrauen aufgebaut sind.[45] In der unangenehmen Resonanz auf die Gemütslage von HWS-Verletzten klingt an, dass in unserer Kultur kaum jemand in seinem Leben von Hilflosigkeit verschont bleibt, wir diese jedoch wohl besonders fürchten. Ohnmächtige HelferInnen, die ihre eigenen Gefühle nicht aushalten können, verwandeln sie leider noch viel zu oft in ablehnende oder sogar aggressive Impulse, anstatt sie zu nutzen. Wer demgegenüber die traumatische Übertragung oder das Verfangensein als stumme Sprache des Schmerzes anerkennt, kann möglicher eigener Hilflosigkeit in der Helferrolle länger standhalten und HWS-Verletzte besser begleiten. In dieser speziellen Beziehung ist echte, auf Kenntnis beruhende Standfestigkeit des Therapierenden gefragt. Diejenigen, die sich dieser Aufgabe (noch) nicht oder nicht mehr genügend gewachsen fühlen, tun besser daran, die PatientInnen – gegebenenfalls unter Einholung von Rat – weiter zu verweisen und sich den vertrauteren Fällen zu widmen.

Auf gar keinen Fall dürfen Menschen mit Schleudertrauma gegen ihr eigenes diesbezüglich klares Gefühl mit zupackenden Methoden behandelt werden, gegen die sie sich bestenfalls erst im Nachhinein wehren könnten. Obwohl dies selbstverständlich erscheint, wird in der frühen Phase der Verletzung, wenn Ärzte Krankengymnastik und Physiotherapie verordnen, offenbar immer noch zu oft mit Mitteln gearbeitet, von denen PatientInnen hinterher berichten, sie hätten – jedenfalls zu diesem frühen Zeitpunkt und trotz bestem Können – mehr geschadet als genützt.

Welche Therapie oder Intervention den größten Erfolg verspricht, hängt neben der Kompetenz der Fachperson auch von ihrer Empathie sowie im Einzelfall vom Grad der HWS-Verletzung ab.

Schmerzbekämpfung hat mit Menschenwürde zu tun

Noch nimmt das Thema Schmerz, ob traumatischen oder sonstigen Ursprungs, in der medizinischen Ausbildung einen schmalen Platz ein, obwohl seine Bedeutung im späteren Klinik- oder Praxisbereich enorm ist. Der Präsident der Deutschen Gesellschaft zum Studium des Schmerzes e.V. (DGSS),

Prof. Dr. Dr. Klaus A. Lehmann, fordert: »Die Öffentlichkeit kann sehr wohl dazu beitragen, die Verantwortlichen an ihre Verpflichtung zu einer zeitgemäßen und praxisrelevanten Arztausbildung zu erinnern.«[46] Von einem Schleudertrauma Betroffene und alle, die mit ihnen zu tun haben, könnten dabei ein wertvolles Wort mitreden.

Schmerzen sind ein menschheitsgeschichtliches Faktum. Unwandelbar sind sie deswegen nicht. Noch zu Beginn des 20. Jahrhunderts erschienen chronische Schmerzen so gut wie nicht in den Diagnosen. Heute sind so viele Menschen davon betroffen, dass von einer wahren Epidemie gesprochen werden muss. HWS-Verletzte mit chronifizierten Beschwerden gehören dazu.

Harscher oder ständiger Schmerz, dem schwer abzuhelfen ist, zerstört den betroffenen Menschen und versetzt ihn in eine Welt des Horrors und der Entfremdung. Die Erfahrung der eigenen Verletzlichkeit und Sterblichkeit gehört zwar zum Menschsein, aber unerträglicher, weder medikamentös noch anderswie zugänglicher Schmerz verstößt gegen die Menschenwürde! Ihn zu bekämpfen und Wege zu finden ist politische Arbeit, ja Menschenrechtsarbeit, die gemeinsam auch gelingen kann.

Bildgebende Verfahren

Die Grenzen bildlicher Erfassung einer HWS-Distorsion sind möglicherweise trotz aller radiologischen Fortschritte eher enger als die für herkömmliche Krankengeschichten. Bei Bemühungen um Objektivierung durch moderne Diagnosetechniken werden jedoch ausgerechnet die Schilderungen der PatientInnen oft auf den Platz des bloß »Subjektiven« verwiesen. Im Namen der Technik werden sie leicht zu »SimulantInnen«, dann nämlich, wenn man nichts »sieht«. Ihre fortbestehenden Probleme beruhen auf falscher Schmerzverarbeitung oder den PatientInnen wird beschieden, ein schon älterer Verschleiß würde sich zeigen. Aus dem ärztlichen »Ich sehe nichts« wird damit, wenn oft auch nicht böse gemeint, so doch kränkend ein »Du hast nichts«. Die Betroffenen beklagen sich über diese zusätzliche Verletzung, die ihnen ausgerechnet von Seiten der Medizin nicht so selten widerfährt.

Diese psychologisierende Deutung hat – wie angesichts der langen Tradition wechselnder Zuordnung des Traumas entweder zum Körper oder zur Seele zu erwarten – auch eine »organische« Gegenspielerin. Ihr zufolge erzeugt das »Schmerzgedächtnis«, worunter eine auch als Eingravierung beschriebene Veränderung der impulsleitenden Nervenstrukturen verstanden wird, die wiederkehrende Qual und nicht mehr die ursprüngliche Schädigung. Der Begriff »Gedächtnis« entstammt dem Versuch, metaphorisch-bildhaft zu umschreiben, wie sich Nervenzellen in ihrer Funktion wie auch Form verändern, indem sie bei unter bestimmten Reizen auftretenden und über eine bestimmte Zeitschwelle hinaus anhaltenden Schmerzen umgebaut werden und nicht mehr, wie es korrekt wäre, realistisch differenzierend reagieren. (Mehr Sachinformation zu der noch relativ jungen Forschung auf dem Gebiet des chronischen Schmerzes enthalten die Ausführungen von Bruno Baviera.)

Ohne Akzeptanz der wirklichen Schleudertrauma-Symptomatik bleibt auch die Interpretation objektiver Bilder neuester Qualität streitträchtig bis hin zu x-beliebigen weiteren Aufnahmen für Gutachten und Gegengutachten im Rahmen der juristischen Verfahren. Ob degenerative Vorschäden, erblich Bedingtes oder objektive Unfallfolgen bestehen oder ob gar überhaupt nichts zu sehen ist, bleibt da oft eine Frage des jeweiligen Ansatzes und Ermessens, es sei denn, jemand legt sich wie Gitte unters Messer eines Operateurs. Bei der Öffnung der Halswirbelsäule im Bereich des Kopfgelenkes kamen bei ihr nämlich lang bestrittene, lächerlich gemachte und danach nur bestgeschulten Spezialisten sichtbare Unfallschäden plötzlich doch fassbar zum Vorschein. Und ebenso schlagend hatte dies für ihr Leiden

den »Tatbeweis« erbracht. Wie weggeblasen müsste in einem solchen Fall eigentlich der Vorwurf des Simulantentums sein – würde sich nicht die Versicherung weiterhin drücken und winden.

Der Wirrwarr bringt Betroffene und ihre Ärzte manchmal dazu, die bildgebenden Verfahren ganz beiseite zu lassen. Auch ich wurde dahin gehend beraten. Trotzdem wurden die Unfallfolgen Jahre später über neurologische und neuropsychologische Begutachtungen hundertprozentig anerkannt. Was ist in meinem Nacken und Kopf denn überhaupt los?! Die Frage kann quälend sein. Ein konkretes Bild der Verletzung brächte wenigstens Erleichterung im Sinne von »Nun weiß ich wenigstens, was mit mir los ist«. Deshalb sind alle zu verstehen, die diese Verfahren möglichst genau durchlaufen wollen, obgleich »es« am Schluss »nichts oder nicht viel bringt«, wie bei Ausklammerung der neuesten radiologischen Möglichkeiten behauptet wird. Die modernsten Methoden versprechen insofern eine Verbesserung, als sie die Verletzungen an den Bändern und in den Kopfgelenken sichtbar machen, die zumindest den »Organikern« unter den Experten zufolge einen wesentlichen Teil am Ganzen ausmachen. Inwieweit die sichtbaren Schäden die volle Symptomatik verursachen oder nur teilweise beteiligt sind, ist noch Gegenstand von Kontroversen. Solange die Akzeptanz für diese häufige Verletzungsform nicht da ist, verschieben sich durch veränderte und verbesserte Diagnostik – jedenfalls so die bisherige Erfahrung – letztendlich leider nur die Streitpunkte. (Zu den heute gebräuchlichen, für Betroffene wichtigen radiologischen Verfahren siehe Anhang.)

Der vorschnelle Schluss auf die Psyche

Es kann zur Abschiebung in die Psychiatrie oder zumindest Psychotherapie kommen, wenn keine Erklärung für die anhaltenden und sich womöglich ausweitenden Schmerzen und Beschwerden gefunden wird und die Uneinigkeit über die Gründe weiter schwelt. Unter dem Oberbegriff »psychogen« vereinigen sich jene Meinungen, denen zufolge die Gebrechen psychisch bedingt sind. Die Betroffenen empfinden diese Klassifikation als ein Im-Stich-gelassen-Werden. Sie erscheint ihnen als Tief- und Endpunkt ärztlicher Behandlung, von der Abhilfe und Zuwendung zu ihrem Körper, dem ja schließlich auch Kopf, Gehirn, Sinnesorgane und Nacken angehören, als Ganzheit erwartet wurde. Psychiatrie und Psychotherapie orten dann die wahre Schmerzquelle in der Psyche des Menschen und seiner fehlenden Anpassung an die Einbußen. Werden HWS-Verletzte von Seelenkundigen als »neurotisch« oder – diagnostisch nicht unbedingt zutreffend – als »depressiv« abgestempelt, führt das in der Regel zu entscheidenden Vertrauensverlusten. Als Begleitung in schwieriger Zeit und bei eigener Wahl der Fachleute können Psychotherapie und Psychiatrie mit oder ohne Medikamente für einige PatientInnen allerdings sehr hilfreich sein, während sie von anderen als im Grunde nutzlos erlebt werden. Immerhin bietet sie oft Schutz vor angeordneten psychiatrischen Begutachtungen, und mit etwas Glück bei der Wahl des Therapeuten kann eine echt stützende Beziehung aufgebaut werden.

Aus der Position des psychiatrisierten Patienten heraus weiter um Versicherungsleistungen zu kämpfen ist oft mehr als schwierig. Es kann unangebrachte, rufschädigende Aktenvermerke eintragen, wie *stur*, *neurotisch*, *auf eine Rente aus*, *Querulant* oder die Unterstellungen, man habe Beziehungsprobleme, sei in den Wechseljahren, beruflich überfordert u. Ä. Wie sagt doch der Betroffene Friedrich: Ich bin deren freie Projektionswand.

Sinnesstörungen und Eigenwahrnehmung

Sowohl der Schmerz als auch die veränderte Eigenwahrnehmung findet angemessenere Erklärungen, wenn die Halswirbelsäule – neuen Tendenzen folgend – vermehrt als ein eigentliches Sinnesorgan aufgefasst wird. Die Eigenmessfühler (die Propriorezeptoren) in der HWS werden von einer Distorsion dermaßen mitbetroffen, dass sie andere Daten liefern als die im Gehirn selbst liegenden Rezeptoren und damit innere Widersprüche hervorrufen. Welche Meldung ist die richtige? Das Gehirn allein kann dieses logische Problem nicht lösen; es verarbeitet die Informationen so, wie sie ankommen, und ist solch unvereinbaren Informationen machtlos ausgeliefert. Ergebnisse der pathologischen Konfusion sind der Schwindel in all seinen Varianten, die plötzlich veränderte – anfangs eventuell sogar noch als belustigend empfundene – Selbstwahrnehmung bis hin zur invalidisierenden Konzentrationsstörung und der schrecklichen Angst, nicht mehr normal zu sein. Die Funktionsstörungen der Messorgane selbst und nicht die Psyche des Patienten sind dabei das Problem. Noch allerdings sind diese nicht bis in alle Details erforscht.

Die Eigenwahrnehmung spielt in der Methode Peter A. Levines eine bedeutende Rolle und scheint zu erfolgreichen (Selbst-)Behandlungen zu führen. Genauso wie die Veränderungen der Nervenzellen durch Schmerz scheinen auch die Störungen der Propriorezeptoren, der Eigenmessorgane, reversibel zu sein. Diesen Schluss legen zumindest jene Fälle nahe, in denen PatientInnen nach Jahren der Beschwerden eine der Unfallmechanik wie deren ganzheitlichem Erleben entsprechende Enttraumatisierung – physisch, emotional und kognitiv, um die wichtigsten zu nennen – durchlaufen und daraufhin wiederhergestellt werden. Mit der Transformation der Symptome ist nicht etwa ein Umdeuten im Sinn eines pädagogischen Vorganges gemeint, der über die Selbstannahme in einer verbesserten

Lebensqualität trotz Schmerzen münden könnte. Sie besteht aus einem ganz und gar realen Verlauf, in dem Körper und Seele, Bewusstsein und Unterbewusstsein u.a. über die Propriozeption facettenreich zusammenspielen.

Mit der Reversibilität der Gleichgewichts-, Konzentrations- und Wahrnehmungsstörungen befassen sich auch die neurochirurgischen Spezialisten, für die ihren Erkenntnissen zufolge eine Instabilität am Kopfgelenk verantwortlich ist, ein ständiges Besetztsein des Gehirns auf der Suche nach seiner Balance nach sich zieht. Der wesentliche Grund dafür liegt aus ihrer, wie auch aus neuerer neuroradiologischer Sicht, in den funktionsuntüchtig gewordenen – zwischen den beiden obersten Wirbeln liegenden – Kopfgelenkbändern. Der neurochirurgische Eingriff mittels Befestigung dieser knöchernen Region hat die Wiederherstellung der früheren Stabilität und Normalisierung der Wahrnehmungsfunktionen zum Ziel. Ein Beispiel hierfür findet sich in dem Bericht von Gitte. Sie betrachtet die geistigen und mentalen Wirkungen als sehr positiv und die notwendigen Nachbehandlungen als weit weniger belastend, da sie nur noch auf das Physische ausgerichtet sind. Studien über die Langzeitfolgen solcher Eingriffe gibt es allerdings noch wenige.

Diese Aus- und Einblicke machen deutlich: Die *physische* Erkrankung der Kopfsinnes- und Messorgane führt zu den Konzentrationsstörungen und verschieden großen, von den Betroffenen so oft beklagten Ausfällen. Dass der *psychische* Zustand in der Folge davon beeinträchtigt wird, dürfte genauso klar sein. Hingegen entspricht es einer Umkehrung der Verhältnisse, solche Störungen wie auch die Schmerzen mit dem Begriff »psychosomatisch« in der Psyche des Patienten zu orten.

Das Schleudertrauma – eine Zeitkrankheit?

Oft wird das Schleudertrauma zur Zeit- und Zivilisationskrankheit erklärt. Zum Teil stimmt dies sicherlich: Wie jede Krankheit oder Verletzung hat auch eine Hals-Kopf-Verletzung ihre kulturelle Seite. Wie wir uns fortbewegen, die Tatsache, dass es Urlaub und Muße für die breite Bevölkerung gibt und sich nicht mehr wie im Mittelalter bloß eine schmale Schicht von jungen männlichen Adeligen sportlich betätigt, beeinflusst unsere Unfälle. Die zur Verfügung stehenden Techniken der Medizin prägen die Konzepte und – besonders folgenreich – auch die Klassifikation der Beschwerden und dadurch wiederum den medizinisch-juristischen Komplex. Somit spricht es nicht gegen die Glaubwürdigkeit hiesiger Opfer, wenn anderswo die Menschen aufgrund ihres Wissensstandes und ihrer Erklärungsmodelle gleiche oder ähnliche Leiden anders einordnen. Auch die Frage, ob wir genesen oder nicht, ist von kulturellen Faktoren mitbestimmt. Diese Tatsache muss nur darum speziell Erwähnung finden, weil die Medizin mit ihrer Selbst-Einreihung in die Natur- und nicht in die Geisteswissenschaften im eigenen Anspruch auf (scheinbar) objektive Kriterien versteift ist. Damit sind alle Beteiligten in ein enges Raster messbarer und überprüfbarer Werte gezwängt.

Doch genau das ist beim Schleudertrauma ein besonderes Problem. Schmerz, ob aus einer organischen oder anderen Quelle stammend, lässt sich schlecht messen, wägen, quantifizieren oder abbilden. Erschwerend kommt hinzu, dass bei einer Hals-Kopf-Verletzung der ganze Mensch betroffen ist (B. Baviera). Die schlechte Fassbarkeit ist beim Schleudertrauma typisch, jedoch auch nicht einzigartig: »Zur Krankheit in der Postmoderne gehört nicht selten der Zweifel, ob das Leiden überhaupt existiert.« Die Unsicherheit, was die Ursache sein könnte, ob überhaupt eine Krankheit vorliegt oder es sich nur um eine Begleiterscheinung von anderem handelt, besteht auch beim Chronique Fatigue Syndrom, dem Tinnitus oder der Narkolepsie, um nur einige Beispiele zu nennen. Den schwerer klassifizierbaren Fällen mit dem Etikett »Psychosomatisches« beikommen zu wollen, ist ein verunglückter Versuch, das naturwissenschaftliche Medizinmodell zu ergänzen. Auch von einer HWS-Distorsion Betroffene lernen die psychosomatische Schublade kennen, die so gern gezogen wird, um dem Beschwerdebild wenigstens eine vermeintliche Einordnung zu verpassen. Die noch vorhandene Definitionsmacht der Medizin in Verbindung mit ihrem dem Schleudertrauma gegenüber immer noch oft hilflosen Wissen machen sich die Versicherungskonzerne gern zunutze, um Leistungen an die Opfer zu schmälern. David B. Morris fasst in *Krankheit und Kultur* zusammen: »Patienten, die an Zuständen leiden, mit denen die vorherrschende Biomedizin nicht klarkommt, erwartet eine quälende Ungewissheit (...). Diese Ungewissheit ist typisch für die Erfahrung von Krankheit in der Postmoderne.«[47]

Die Terroranschläge vom 11. September werden die Wahrnehmung von Traumafolgen stark beeinflussen. Laut Hochrechnungen sind allein in New York Zehntausende von Menschen von akuten und chronischen PTBS-Symptomen bedroht. Viele von ihnen werden sich auf verschiedensten Wegen um ihre Heilung bemühen und zudem auch Klagen anstrengen, um die materiellen und immateriellen Schäden auszugleichen. Auf jeden Fall scheint die Zahl jener zu wachsen, die nach MedizinerInnen suchen, die sie begleiten und ihr eigenes fragmentarisches Wissen aushalten. Wenn Schmerz und Ungewissheit die hauptsächlichen Krankheitserfahrungen sind, ist eine Medizin gefragt, die den kranken Menschen als kulturelles und emotionales, zugleich aber auch in seinen Botschaften und Schilderungen ernst zu nehmendes Wesen und Subjekt versteht.

Der notwendige Paradigmenwechsel: Einfühlung statt Belehrung

Entgegen ihres eigenen besseren Wissens halten Schulmedizin und Wissenschaft in der Praxis oft erstaunlich starr daran fest, dass nicht ist, was man nicht sieht, und laufen so Gefahr, ausgerechnet bei der Verleugnung von Schmerz mitzuhelfen. Seinem Wesen nach ist der Schmerz subjektiv und dabei für den Menschen, der ihn hat, das Realste, was es überhaupt gibt. In der sehr subjektiven Schilderung *Schmerz Los* publiziert in meinem zweiten Schleudertrauma-Jahr, versuchte ich die Reichweite und Einsamkeit des Schmerzes zu schildern. Diese Periode ist vorbei; ich erinnere mich daran wie an anderes im Leben. Offenbar konnte das Schmerzgedächtnis – falls es denn überhaupt einen bestimmenden Anteil hatte – sich befreien.

Eine längst überwunden geglaubte Haltung von »Hast du was, dann bist du selber daran schuld« ist erneut aus dem Arsenal mitmenschlicher Abwehrstrategien von Schmerz aufgetaucht. »(...) der Vorwurf liegt in der Luft, den vor 200 Jahren der Philosoph J.G. Fichte seiner Gattin machte, als sie mit grippalem Infekt sich außerstande zeigte, für die Familie zu sorgen: Es sei ein Zeichen der Pflichtvergessenheit ihres freien, intelligiblen Ichs, ließ dieser deutsche Idealist sie wissen, das empirische Körperich an der Krankheit nicht gehindert zu haben. Es gibt keine Krankheit vor diesem Denk- und Erlebnishintergrund, die nicht letztlich als ein moralisches Versagen, ja, als eine Frechheit und Unverschämtheit gebrandmarkt werden müsste.«[48]

Nach ihrer allzu oft vergeblichen Suche nach Hilfe im Bereich der Medizin und dann der Psychologie finden viele Betroffene irgendwann auch zu speziellen Körpertherapien. Tatsächlich berührt es nicht nur mich zutiefst, dass Menschenhände das Ausmaß des Schocks im Körper und des Drucks im Kopf erkennen und reduzieren können.[49] Aber auch in der alternativmedizinischen Szene mit ihren zahlreichen Körpertherapien hört der geplagte Schmerzpatient aus der gewiss harmlosen Aufforderung, endlich mehr »loszulassen«, oft genug eine Ermahnung heraus, sich selber als die Ursache seines Leidens zu erkennen. Zwar mag sich das »Loslassen« unter der Behandlung einstellen und mit einer Besserung einhergehen – doch bei den chronischen Fällen müssen die Verbesserungen durch kontinuierliche Wiederholungen immer wieder neu erlangt werden. Trotzdem sind diese Erleichterungen viel wert und können sogar zu einer insgesamt positiven Wende führen. Einige Betroffene berichten allerdings auch von Verschlechterungen, die sie auf diesem körpertherapeutischen Weg erlebten, was primär an individuellen Varianten im Beschwerdebild bzw. den Symptomkombinationen liegen mochte.

Letztlich müssen die Betroffenen selbst herausfinden, was ihnen hilft und was nicht: Je mehr Informationen sie über die möglichen Wege haben und Unterstützung erfahren, desto eher werden sie fündig und holen sich verloren gegangene Energien und Fähigkeiten zumindest teilweise wieder zurück. Wie verschieden diese Wege im heutigen Mitteleuropa sein können, davon zeugen die Reportagen.

Anhang

Das Schleudertrauma trifft den ganzen Menschen

von Dr. med. Bruno Baviera[50]

Einleitung

Verkehrs-, Arbeits- und Sportunfälle führen in der Schweiz jährlich etwa 12 000-mal zu Verletzungen im Halswirbelsäulenbereich. Kaum ein Gebiet in meiner medizinischen Tätigkeit hat mich während der letzten fünfundzwanzig Jahre mehr beschäftigt als die so genannte Schleudertrauma-Problematik. Aus der Tatsache, dass die meisten Halswirbelsäulen-Verletzungen problemlos abheilen – eigentlich wie fast alle anderen Traumafolgen –, lässt sich aber nicht extrapolieren, dass dies für *alle* Verletzungsfolgen gilt. Die unsorgfältige Analyse von Studien mit selektionierten Patientengruppen lässt Irrtümer bezüglich des Einzelschicksales entstehen (H. Schrader).

Je tiefer wir uns in die Thematik einarbeiten, umso klarer wird auch die Vielfalt der Symptomatik der so genannten SchleudertraumapatientInnen. Die mit Recht von uns geforderte Sorgfalt im Assessment bei diesen Patienten konfrontiert uns mit der Therapieresistenz einzelner Symptome, hinterlässt aber meistens keinen Zweifel an der Unfallkausalität (H.O. Handwerker).

Dass lang andauernde Schmerzzustände oder neuropsychologische Defizite immer noch als Folge von Vorzuständen und psychogenen Reaktionen fehlinterpretiert werden, zeugt von einer mangelhaften Kenntnis der diese Befunde untermauernden Forschungsresultate. Hierzu muss deutlich bekannt werden, dass jedwede pathophysiologische Vorstellung auf Modellen beruht und somit höchstens Ausdruck einer momentanen individuellen Wirklichkeit, nicht aber einer abschließenden Realitätsvorstellung ist (H. Pietschmann, J. Senn, L. Krüger).

Begriffe

Nicht weiter hilfreich ist der Begriffswirrwarr bezüglich der Bezeichnung von Halswirbelsäulen-Verletzungen, da der Unfallmechanismus in der Folge ohnehin nicht mehr objektivierbar ist. Ob zum Beispiel der Kopf angeschlagen wurde, ist beim Fehlen von Weichteilverletzungen nicht eindeutig zu eruieren.

Gesichert ist, dass die Verletzung in den meisten Fällen plötzlich und für den Betroffenen unerwartet erfolgt. Die Muskulatur hat keine Zeit, den Kopf zu stabilisieren, um die plötzliche mechanische Belastung der Gewebe zu verringern. Meines Erachtens ist es für die bindegewebigen wie für die neuronalen Strukturen unwesentlich, aufgrund welcher primären Kräfte – ob direkt oder indirekt – die Schädigungen effektiv erfolgten. Ob es sich, wie beim eigentlich falschen Begriff des Peitschenschlages, um einen direkten Kontakt mit einem Objekt handelt oder um eine Abscherwirkung sich plötzlich verändernden Massenbewegungen, ist für das schlussendlich traumatisierte Gewebe irrelevant.

Die internationale Gesellschaft für das Studium des Schmerzes (IASP) schlägt folgende Begriffe vor: Cervical spinal pain of unknown origin or acceleration – deceleration injuries (H. Merckey, N. Bogduk). Beschreibende und nicht auf die Hintergründe eingehende Diagnosen sind auch cervico-cephales Syndrom, cervico-brachiales Syndrom oder cervico-radiculäres Syndrom.

Diagnostisches Vorgehen im Akutstadium

Die Halswirbelsäule ist eine mehrsegmentale, äußerst komplex gebaute biomechanische und neuromuskuläre Konstruktion. Die Strukturen der Halswirbelsäule, insbesondere die kleinen Halsmuskeln, sind mit einer großen Anzahl von Rezeptororganen versehen. Unter normalen Bedingungen dienen Afferenzmuster aus diesen Gebieten der Steuerung der Motorik und sind die Grundlage für verschiedene Wahrnehmungsmodalitäten und Hirnfunktionen. Traumatisch bedingte Verletzungen oder Fehlstellungen können zu einer Veränderung dieser Afferenzmuster führen. Daraus hervor geht eine Vielzahl vorerst unverständlicher Phänomene wie zum Beispiel Kopfschmerzen, Konzentrationsmangel, Übelkeit, Schwindel usw. Die unfallbedingten Symptome sind vielfältig und werden von den PatientInnen aus Angst, als Spinner zu gelten, oft nicht spontan geschildert. (S.M. Foreman, B. Baviera).

Den klinischen Symptomen wie Schmerzen und Bewegungseinschränkungen der Halswirbelsäule können Schädigungen aller Strukturelemente dieser Körperregion zugrunde liegen. Neuropsychologische Symptome können auf Hirnverletzungen hinweisen, trophische Störungen auf Verletzungen des sympathischen Nervensystems (S.L.-Y. Woo).

Problem der milden traumatischen Hirnverletzung

Da bei Unfällen oft ein Abknickmechanismus, das heißt ein Kopfaufprall stattfindet, kann eine Hirnverletzung auftreten. Resultieren daraus nicht gleich schwere neurologische Ausfälle oder ein Komazustand, ist die Diagnose oft schwierig zu stellen. Finden sich nach dem Unfall von außen sichtbare Kopfverletzungen, ist der Kopfaufprall zumindest dokumentiert.

Leider sind auch ausgeklügelte, validierte, neuropsychologische Testbatterien nicht in der Lage, über die Kausalität der neuropsychologischen Befunde etwas auszusagen (B.P. Radanov, B.J. Wallis).

Chronische Schmerzzustände, depressive Zustände, Müdigkeit, Überforderungssituationen sowie die Einnahme von gewissen Medikamenten usw. können zu einer Beeinträchtigung der kognitiven Funktionen führen. Ob z.B. die Störung der geteilten Aufmerksamkeit auf ein direktes oder indirektes mildes Hirntrauma oder auf einen unfallbedingten chronischen Schmerzzustand zurückzuführen ist, erscheint für den Betroffenen vorerst unbedeutend. Wenn aber aufgrund der Kausalitätsfrage eine Renteneinbusse droht, wird die Frage nach der Ursache wesentlich (R.L. Hayes, T. Kay).

Bemerkt der Patient seine Defizite, versucht er in der Regel, sie durch Tricks und Zusatzleistungen zu kompensieren. Die Angst vor dem Verlust des Arbeitsplatzes führt dazu, dass Arbeit mit nach Hause genommen wird und Leistungseinbussen bis zum Erschöpfungszustand verdeckt werden.

Gelegentlich resultiert daraus ein die Schmerzen zusätzlich unterhaltender Analgetika-Abusus bis einschließlich zum Griff nach dem lindernden Alkohol, der die letzten noch haltenden Beziehungen endgültig zerstört. Das Nichtwahrnehmen dieser Situation von Seiten der Behandelnden, gestressten Rechtsvertretern und schlecht informierten Versicherern treibt viele Betroffene in die der Situation angepasste Depression, gelegentlich in die aus purer Schlamperei verursachte Suizidalität.

Das Verkennen dieser komplexen Zusammenhänge kann auch dazu führen, dass PatientInnen über Beschwerdebilder klagen, die nicht mehr nachvollziehbar sind. Um sich endlich Gehör zu verschaffen, erfolgt eine Symptomausweitung, sei dies bewusst oder unbewusst. Es sind ja vor allem die neuropsychologischen Defizite, die für den eher strukturell denkenden Orthopäden und Rheumatologen schwer nachvollziehbar sind. Wie sollte auch eine Distorsion eines Halswirbelsäulenabschnittes zu kognitiven Störungen führen können?!

Die geschilderte Betrachtungsweise stellt allerdings noch keinen Bezug zwischen der Sensorik aus dem betroffenen Bewegungsapparat sowie den kognitiven Leistungen her. Immerhin sei darauf hingewiesen, wie reich an Rezeptoren gerade die Bänder und Muskeln im oberen Halswirbelsäulenabschnitt sind. Da neben den motorischen auch die kognitiven Hirnleistungen von einer unverfälschten sensorischen Vermittlung des eigenen Körpers und seiner Umwelt abhängen, ist eine Vielzahl von Symptomen auf der Grundlage einer veränderten Sensorik durchaus erklärbar.

Problematik der Chronifizierung

Da gewisse Unfallfolgen mit Frakturen oder Distorsionen nicht zu bleibenden Symptomen führen und ihr Heilungsprozess komplikationslos verläuft, werden die nachhaltigen Klagen von vielen Schleudertrauma-Betroffenen oft missgedeutet oder nicht verstanden (L. Barnsley, L. Weh).

Noch bis in die letzten Jahre wird die Schleudertrauma-Problematik geradezu als Epidemie auf der Grundlage von nicht klassisch denkenden Ärzten oder überaktiven Rechtsvertretern abgetan. Eine ganze Palette von wissenschaftlich nachgewiesenen Prozessen lassen aber die Interpretation der Chronifizierung nicht mehr so unmöglich erscheinen. Dazu in der Folge einige Beispiele.

Periphere Sensibilisierungsprozesse führen im Anschluss an Gewebeschädigungen über die Ausschüttung einer Vielzahl von algischen Substanzen zu einer Verminderung der Erregungsschwelle der Nozizeptoren. Normalerweise nicht schmerzauslösende Reize führen zu Schmerzwahrnehmung, zur so genannten Allodynie. Eine thermisch, chemisch oder mechanisch veränderte Peripherie ist die Quelle einer andauernden Erregung nicht adaptierbarer nozizeptiver Systeme. Diese periphere Betrachtungsweise wird vor allem bei der Bindegewebsmassage, der Lymphdrainage, bei Mobilisationstechniken, wie zum Beispiel der Mobilisation der neuromeningealen Strukturen, zugrunde gelegt (F. Samson, M. Zimmermann).

Anlässlich einer zentralnervösen Sensibilisierung werden durch strukturelle und funktionelle Umverschaltungen Verbindungen zwischen mechanosensitiven und nozizeptiven Systemen hergestellt. Mechanisch normalerweise schmerzlose Reize werden schmerzhaft. Eine solch verstärkte Schmerzantwort wird als Hyperalgesie bezeichnet. Die rezeptiven Felder halten sich nicht an segmentale oder gewebespezifische Grenzen. Eine Schmerzausweitung ist die Folge (H.O. Handwerker).

Auch führt ein dauernder nozizeptiver Erregungsfluss zu den Neuronen der kortikalen und thalamischen Felder zu einer Umorganisation der peripheren Repräsentation. Die Veränderungen der motorischen und sensorischen kortikalen Fingerareale durch eine veränderte periphere Stimulation ist ein analoger Prozess (M.M. Merzenich).

Inwieweit bei chronischen Schmerzzuständen, bei dem andauernden Nicht-verstanden-Werden und den sich dahinziehenden Rechtsstreitigkeiten bei den daraus resultierenden depressiven Zuständen von einer psychischen Fehlreaktion gesprochen werden kann, sei dahingestellt. Betroffenen, die dauernd an Schmerzen leiden und immer mit höheren Krankenkassenprämien konfrontiert werden, ist es nicht zu verargen, dass sie an die Medizin immer höhere Heilerwartungen stellen. Die diesbezügliche Überforderung der Behandelnden kann dazu führen, dass PatientInnen verunsichert werden und sich zurückziehen. Ob eine länger dauernde psychische Reaktion auf eine lebensbedrohliche Situation als posttraumatische Verarbeitungsstörung gewertet werden kann oder muss, erscheint mir fragwürdig.

Eine wesentliche Grundlage für alle Therapieversuche ist ein tiefgreifendes Verständnis der den Symptomen zugrunde liegenden Prozesse. Das Wahrnehmen der Situation der Betroffenen und das Erarbeiten der Behandlungserlaubnis sind für eine therapeutische Beziehung unabdingbar.

Eine vertiefte Darstellung der Schleudertrauma-Problematik findet sich in meinem Buch *Bewegen durch Bewegung* (s. a. Literaturverzeichnis).

Literatur, auf die ich in meinem Beitrag Bezug genommen habe:

1. Barnsley, L. et al (1995): The Prevalance of Chronic Cervical Zygapophysial Joint Pain after Whiplash. Spine 20: 22–26
2. Baviera, B. (1997): Das so genannte Schleudertrauma. Verletzungen der Halswirbelsäule und des zentralen Nervensystems. Ergotherapie 11: 6–11
3. Baviera, B. (1997): Verletzungen der Halswirbelsäule und deren Folgen: Symptome und Diagnosen. Schleudertrauma-Verband, Zürich (2. Auflage)
4. Baviera, B. (2001): Bewegen durch Bewegung. B. Baviera, Zürich
5. Foreman, S.M., Croft, A.C. (1995): Whiplash Injuries 2nd ed. Williams and Wilkins, Baltimore
6. Handwerker, H.O. (1999): Einführung in die Pathophysiologie des Schmerzes. Springer Verlag, Berlin
7. Hayes, R.L. et al (1992: Pathophysiology of Mild Head Injury. In: Rehabilitation of Post-Concussive Disorders. Horn, L.J. Zasler, N.D. (Eds.) Handley and Belfus, Philadelphia
8. Kay, T. (1992): Neuropsychological of Post-Concussive Disorders, in: Horn, L.J. (Ed.). Rehabilitation of Post-Concussive Disorders. Hanley and Belfus, Philadelphia
9. Krüger, L. (1970): Erkenntnisprobleme der Naturwissenschaften. Kiepenheuer und Witsch Verlag, Köln

10. Merckey, H., Bogduk, N. (Eds.) (1994): Classification of Chronic Pain. Description of Chronic Pain Syndroms and Definition of Pain Terms. 2nd ed. IASP Press, Seattle

11. Merzenich M.M. et al (1983): Topographic Reorganization of Somatosensory Areas 3b and 1 in Adult Monkeys Following Restricted Deafferentation. Neuroscience 8

12. Pietschmann, H. (1997): Aufbruch in neue Wirklichkeiten. Weitbrecht Verlag, Stuttgart

13. Radanov, B.P. (1997): Common Whiplash-Research Findings Revisted. The Journal of Rheumatology 24: 623–625

14. Samson, F., Smith, R.L. (1977): Axonal Transport: The Mechanisms and Their Susceptibility to Derangement. In: The Neurobiologic Mechanisms in Manipulative Therapy. Korr, M. (Ed.). Plenum Press, New York

15. Schrader, H. et al (1996): Natural Evolution of Late Whiplash Syndrome Outside the Medicolegal Context. The Lancet 347: 1207–1211

16. Senn, J. (1996): Das »Schleudertrauma« der Halswirbelsäule. Bemerkungen zum Stand der Diskussion. Schweizerische Zeitschrift für Soziale Versicherung und berufliche Vorsorge 40: 1–37 (Sonderdruck)

17. Wallis, B.J., Bogduk, N. (1995): Faking a Profil: Can Naive Subjects Simulate Whiplash Responses? Pain 66: 223–227

18. Weh, L. et al (1995): Persistierende Motilitätsstörungen nach zervikalen Beschleunigungstraumen. Manuelle Medizin 33: 139–143

19. Woo, S.L.-Y., Buckwalter, J.A. (Eds.) (1988): Injury and Repair of the Musculoskeletal Soft Tissues. American Academy of Orthopaedic Surgeous. Park Ridge

20. Zimmermann, M. (1979): Peripheral and Central Nervous Mechanisms of Nociception, Pain and Pain Therapy: Facts and Hypothesis. In: Advances in Pain Research and Therapy 3. Bonica, J.J. (Ed.). Raven Press, New York

21. Zimmermann, M. (1984): Physiologie von Nozizeptoren und Schmerz. In: Schmerz, Konzepte und ärztliches Handeln. Springer Verlag, Berlin

Juristischer Rat

Halswirbelsäulen-Verletzte sehen sich oft schon frühzeitig mächtigen Versicherungsgesellschaften gegenüber, die über eigene juristische und medizinische Abteilungen verfügen, denen sie in der Regel wenig Fachwissen entgegensetzen können. Erfahrene Ärzte raten, wenn die Symptome länger als einen Monat andauern, den Geschädigten deshalb meist recht eindringlich zur Beiziehung eines in Unfallfragen kundigen Rechtsanwaltes, da auf sie mit Wahrscheinlichkeit viele Rechtsfragen bis hin zu Prozessen gegen die Versicherungen zukommen. Auch auf dem nicht selten ebenfalls weiten Weg zu einer einvernehmlichen Lösung mit den Versicherungen oder den Sozialversicherungsträgern ist ein anwaltlicher Schutz von großem Nutzen. Manchmal schrecken die Betroffenen durch die Angst vor hohen Anwaltskosten bzw. das Fehlen einer Rechtsschutzversicherung vor diesem Schritt zurück. In solchen Fällen kann auch die rechtliche Beratung einiger Vereine und Selbsthilfegruppen (s. Adressteil) Unterstützung bieten.

Komplexe Mandate sind am besten bei spezialisierten Anwälten aufgehoben. Einige von ihnen sind auch in der Weiterbildung von Fachstellen, auf Veranstaltungen oder innerhalb der wissenschaftlichen und gesellschaftlichen Diskussion aktiv und dort wichtige Ansprechpersonen.

In den Industrieländern hat die Tätigkeit von Anwälten Betroffener wie auch die von Gerichten zur Verbesserung des Informationsstandes und – infolge des gutachterlichen Bedarfs – sogar zur medizinischen Diagnostik und ihren Standards beigetragen. So wichtig der Tipp ist, sich an eine Anwältin oder einen Anwalt zu wenden, so richtig ist es auch, sich selbst Kenntnisse zu rechtlichen Fragen zu erarbeiten. Das Engagement für sich selbst kann einem letztlich niemand abnehmen.

Rechtsschutzversicherung

Ist eine Rechtsschutzversicherung vorhanden, so übernimmt diese gemäß der Police die Kosten für eine Rechtsvertretung. Vorprozessuale Bemühungen sind nicht unbedingt mit eingeschlossen und müssten, sofern man sich für die Beiziehung eines Anwalts oder einer Anwältin entscheidet und nicht auf eine Haftpflichtversicherung zurückgegriffen werden kann, selbst finanziert werden. Besteht keine Rechtsschutzversicherung, so lohnt sich das Überprüfen, ob über die Mitgliedschaft in einer Gewerkschaft, einer Berufsgenossenschaft o. Ä. eventuell nicht doch noch eine Verbandspolice besteht (s. Reportage Andrea). Nicht Volljährige und Studierende sind eventuell ohnehin über ihre Familie mitversichert.

Unfallverursacher bekannt

Die Haftpflichtversicherung des Verursachers hat alle mit dem Unfall verbundenen Kosten zu tragen. So klar, wie es scheint, sind die Dinge nun aber doch wieder nicht: Es kann eine Mitschuld am Unfall bestehen oder zumindest behauptet werden. In diesem Fall übernimmt die Haftpflichtversicherung des Verursachers die Kosten nur teilweise. Sie kann den Kausalzusammenhang zwischen dem Unfall und seinen Folgen auch gänzlich bestreiten und jede Zahlung, auch die für die anwaltliche Vertretung, ablehnen. Dies ist oft dann der Fall, wenn im Bildverfahren nichts sichtbar ist. Dann ist vom Geschädigten in Zusammenarbeit mit dem Anwalt oder der Anwältin der Beweis zu erbringen, dass die Arbeitsunfähigkeit, die Schmerzen und/oder die Beschwerden unfallbedingt sind. In der Regel kommt auch der so genannte »Vorzustand« aufs Tapet: Gemeint ist das frühere gesundheitliche und allgemeine Ergehen. Dazu gehört die Frage, ob jemand schon wegen ähnlicher Beschwerden arbeitsunfähig oder in ärztlicher Behandlung gewesen war. Doch selbst wenn alles positiv geklärt ist, bleibt es offen, ob die Anwaltskosten am Schluss ganz oder nur teilweise von der Haftpflichtversicherung des Verursachers übernommen werden.

Unfallverursacher unbekannt

Manchmal ist die Haftpflichtfrage nicht eindeutig (s. Reportagen Andrea und Karin). Der Verursacher kann unbekannt sein. Trotzdem kann via Haftpflicht über die Gebäude oder Örtlichkeiten, in denen sich der Unfall ereignete, eine Haftung bestehen (s. Reportage Karin) oder über Geräte, die mit im Spiel waren (Sportunfälle: allenfalls Produkthaftung, s. Reportage Andrea).

Keine Rechtsschutzversicherung, kein Einkommen, kein Vermögen

Es besteht die Möglichkeit der unentgeltlichen Rechtspflege mit Rückerstattung der Anwaltskosten, wenn jemand später zu erheblichen Versicherungsleistungen kommt oder die Vermögensverhältnisse sich erheblich verbessern.

Der Schleudertrauma-Verband Zürich ist Herausgeber eines Merkblattes »Mit welchen Kosten muss ich rechnen, wenn ich einen Anwalt/eine Anwältin beiziehe?«. Es enthält auch einen Hinweis auf die Opferhilfe, die unter bestimmten Voraussetzungen anwaltlichen Beistand vermittelt.

In Deutschland ist die »Interessengemeinschaft für Verkehrsunfallopfer dignitas e.V.« eine Ansprechstelle für jene Fälle, bei denen Fahrerflucht begangen wurde und der Fahrer bzw. das Fahrzeug auch nachträglich nicht ermittelt werden konnte oder dieses nicht versichert war. Für Mitglieder bietet der ADAC juristische Beratung (Anschriften: s. Adressteil).

Allgemeine Tipps

Unmittelbar nach einem Unfall

Sich selbst und die Übrigen ernst zu nehmen bedeutet bei einem Unfallgeschehen, auch wenn es sich um eine Bagatelle zu handeln scheint, mindestens folgende Punkte zu beachten:

- Adressen der Unfallbeteiligten und ZeugInnen sowie die Namen der herbeigezogenen Polizisten notieren.
- So bald wie möglich den Unfallverlauf notieren, Skizzen, evtl. Fotos machen.

- Eigenen Bewusstseinszustand (auch schwer einzuordnende Zustände) wahrnehmen und festhalten.
- Symptome und ihr zeitliches Auftreten nicht ignorieren, sondern notieren.
- Bei Beschwerden unverzüglich einen Arzt oder eine Ärztin aufsuchen und auf einer gründlichen Erstuntersuchung bestehen. Darauf achten, dass Unfallhergang, Symptome und Hinweise auf die Möglichkeit späterer Folgen schriftlich festgehalten werden. Je nach persönlicher Situation Meldung an Versicherung, Arbeitgeber, Sozialamt oder andere Stellen und Behörden.
- Mitfahrende und andere eventuell Mitbetroffene über mögliche Folgebeschwerden aufklären.

Im weiteren Verlauf

1. Krankengeschichte sorgfältig dokumentieren

Für die Arztbesuche ist zu empfehlen, alle Beschwerden – auch solche, die man selbst nicht »einordnen« kann und für die man sich vielleicht sogar schämt – zu berichten und notieren zu lassen. Besser noch ist es, eigene Notizen dazu mitzubringen, damit nicht ein eventueller Blackout dazu führen kann, dass ein Teil davon gar nicht zur Sprache kommt. Ob man von Anfang an auf umfassende Untersuchungen mit bildgebenden Verfahren setzt (CT, MRI, SPECT oder – das seltenere – MRT Open[51]) oder damit einige Zeit abwartet, hängt von den erstbehandelnden Ärzten, vom eigenen Gesundheitszustand, vom Wohnort und/oder auch von einem selbst ab.

Wie wird man damit fertig, dass man auf den Bildern, vor allem auf den Röntgenaufnahmen, meistens »nichts« sieht? Die bis heute üblichen Untersuchungen bringen sehr oft nichts Sichtbares zu Tage. Schon deshalb ist Wert darauf zu legen, dass die eigenen Schilderungen in der Form der klassischen geschriebenen Krankengeschichte sehr sorgfältig dokumentiert und nicht von unzulänglicher bildgebender Diagnostik beeinflusst werden. Zu erfassen sind unbedingt auch Symptome wie Seh- und Hörstörungen, Licht- und Lärmempfindlichkeit, Schwindel, Konzentrationsstörungen, Artikulierungsprobleme, Erregbarkeit, Ermüdbarkeit,

Schlaf- bzw. Tag-Nacht-Rhythmusstörungen, Wetterfühligkeit oder auch Probleme beim Schlucken.

2. Sorgfältige Funktionsuntersuchungen der HWS vornehmen lassen

Die Funktionsuntersuchungen der HWS mithilfe der taktilen Techniken der manuellen Medizin haben Hand und Fuß; sie können Bewegungseinschränkungen, Muskelhartspann oder Muskelrückbildung objektiv dokumentieren. Würden diese Untersuchungen lückenlos und konsequent durchgeführt, könnten viele HWS-Geschädigte erheblich leichter den Zusammenhang zwischen ihren Beschwerden und dem Unfall nachweisen und die Versicherungen sich nennenswerte Kosten für verspätete, in ihrer Aussagekraft nicht immer sichere bildgebende Methoden ersparen.

Röntgenaufnahmen können Schäden an oder innerhalb der Weichteile ohnehin nicht sichtbar machen. Selbstverständlich sind sie aber, wenn Verdacht auf Knochenrisse oder -brüche da ist.

3. Alle Unterlagen lückenlos aufbewahren

Sämtliche mit dem Unfall verbundenen Schreiben, medizinischen Befundberichte, Bilder und Rechnungen sind aufzubewahren (nötigenfalls zu kopieren). Auch PKW-Fahrten, Telefonate und eventuell notwendige Anschaffungen bzw. Hilfsmittel müssten belegt werden können. Die Aufnahmen sollten nach Möglichkeit unbedingt kopiert und/oder eingeschrieben gesendet werden. Immer wieder berichten Geschädigte vom Verlust ihrer Bilder oder anderer Unterlagen auf postalischem Weg – oder auch bei den Versicherungen.

4. Einer Begutachtung durch die Gegenseite zuvorkommen

Einer Begutachtung durch die Gegenseite kann man dadurch zuvorkommen, dass man rechtzeitig die richtigen Resultate durch FachärztInnen des eigenen Vertrauens beibringt. Dies ist aus folgendem Grund wichtig: Obwohl weder die Versicherung noch der Haftpflichtige ein Anordnungsrecht haben, lassen Versicherer auf eigene Kosten Atteste und Gutachten einholen. Sie berufen sich dabei auf die Mitwirkungspflicht der Patienten. Von Versicherung zu Versicherung kann die Praxis verschieden sein. Es scheint aber, dass Begutachtungen meistens zu dem Zeitpunkt erfolgen, wenn die Fortsetzung der Versicherungsleistungen in Frage gestellt ist, die Kausalität bestritten wird und der Fortgang der Heilung zäh ist. Selbst wenn solche Untersuchungen im Auftrag der Versicherungsgesellschaft an formal neutralem Ort wie einer Fachabteilung einer größeren Klinik durchgeführt werden, sind sie für Betroffene oft mit viel Stress verbunden, der sich auch gesundheitlich nachteilig auswirkt. In der Schweiz sind auch Begutachtungen durch private Fachärzte, meistens Neurologen, Psychiater oder Orthopäden, üblich, deren Stellung gegenüber der Versicherung als Auftraggeberin von Anfang an ein schiefes Licht auf das Verfahren wirft. In Deutschland nehmen auch private Gutachterinstitute solche Versicherungsaufträge entgegen, was ebenso kein unabhängiges Verhältnis zu den Geschädigten garantiert. Solche Begutachtungen, die primär keinem diagnostischen oder therapeutischen Zweck dienen, sondern in Zusammenhang mit der Schadensabwicklung stehen, orientieren sich noch selten an den modernsten Methoden und sind geeignet, das Vertrauen der Betroffenen in ärztliches Handeln zu erschüttern und ihren Beweisnotstand zu erhöhen.

5. Versicherung ordnet Gutachten an: Mitsprache soweit möglich

Kommt es trotz dieser Umsicht zu einer Begutachtung von Seiten der Versicherung, so hat der Patient/die Patientin zwar eine Mitwirkungspflicht, die gesetzlich festgelegt wird, aber auch Rechte. Es besteht das Recht, den Gutachter abzulehnen und eine/n SpezialistIn oder eine Institution eigener Wahl vorzuschlagen oder sich von der Versicherung einen neuen Vorschlag machen zu lassen. Dieselben Pflichten und Rechte gelten gegenüber dem Fragenkatalog, der aufgestellt wird. Er kann verändert, erweitert und eingeschränkt werden; Fristen können verlängert werden. Die Versicherung veranlasst diese Gutachten auf eigene Kosten und ohne ein Anordnungsrecht, allein in der Hoffnung, die Schadensabwicklung durch eigene Befunderhebung zu beschleunigen und zu beeinflussen.

6. Sich bei Unzufriedenheit mit dem gegnerischen Gutachten wehren

Liegt bereits ein Gutachten vor, das sich zum eigenen Nachteil auswirkt und den Zusammenhang zwischen dem Unfallgeschehen und der Verletzung ganz oder teilweise verneint oder dem Opfer eine ungerechtfertigte Mitschuld zuweist, so ist eine neuerliche Begutachtung angesagt. Um nicht stets wieder den Anstrengungen solcher Verfahren ausgesetzt zu sein, gibt es auch die Möglichkeit einer Überprüfung durch unabhängige MedizinerInnen oder Fachabteilungen von Universitätskliniken, vermittelt zum Beispiel durch spezialisierte Anwälte, auch wenn dies weiteren Stress und Unwägbarkeiten birgt.

7. Lieber psychotherapeutische Begleitung als gegnerische psychiatrische Begutachtung

Einer eventuellen psychiatrischen Begutachtung durch die Gegenseite kann man mit einer rechtzeitigen psychotherapeutischen Begleitung eigener Wahl zuvorkommen. Dies könnte unter anderem helfen, dass eine mögliche Depression und/oder andere seelische Einbrüche richtigerweise als Folgen des Unfalls diagnostiziert und nicht als Ursache der Beschwerden abgetan werden.

8. Zum Nachweis der Ursächlichkeit/Kausalität

Ob die Beschwerden von der HWS oder anderen betroffenen Strukturen herrühren, ob sie ihre Wurzeln im zentralen Nervensystem oder in Mikroverletzungen haben, kann oft gar nicht gesagt werden. Allerdings sind schon nach Autopsien und bei Operationen vorher nicht sichtbare Verletzungen entdeckt worden. Juristisch relevant ist daher eigentlich nur der Zusammenhang zwischen dem Unfallgeschehen und den Folgebeschwerden des Geschädigten. Die Rechtsprechung in der Schweiz und Deutschland hat vielfach bestätigt, dass der Kausalzusammenhang angenommen werden muss, wenn ein Schleudertrauma der HWS diagnostiziert wurde und die dafür typischen Beschwerden vorliegen. Im Prozessfall muss das Vorliegen eines HWS-Schadens nachvollziehbar feststehen. Je umfassender und sorgfältiger die behandelnden ÄrztInnen und andere für die Beurteilung relevante Personen ihre Arbeit verrichtet haben, desto wahrscheinlicher kommt dem Geschädigten Beweiserleichterung und später Recht zu. Es genügt dann die höchstmögliche Wahrscheinlichkeit des Zusammenhanges zwischen dem Unfall und dem gesundheitlichen Schaden. Umstritten bleibt allerdings auch nach der richterlichen Anerkennung des Schadens das Ausmaß der Leistungen, die angesichts der oft eingeschränkten Berufsfähigkeit erheblich sein können (Einkommensverlust, künftige Renteneinbußen usw.). Mittlerweile existieren aber klare Berechnungen zumindest für die Hausarbeit. Erziehungs- und Familienarbeit und immaterielle Schäden sind nach wie vor ein Zankapfel, ebenso sind die Berechnungen zukünftiger Lohn- und/oder Rentenansprüche oft delikat (s. Reportagen Karin, Esther, Friedrich, Andrea).

9. Auch die Zukunft mit einbeziehen

Der materielle Schaden infolge vorübergehender, andauernder oder gar bleibender Arbeitsunfähigkeit oder durch die Beeinträchtigung des beruflichen Werdeganges – auch Ausbildungen, die abgebrochen bzw. nicht wie geplant durchgeführt werden können – ist oft hoch (s. Reportage Karin). Er muss daher genau festgelegt und anerkannt werden. Dies ist oft erst nach jahrelangen Prozessen möglich. Vielfach sind mindestens zwei Kassen zuständig: die Haftpflichtversicherung des Unfallverursachers und die Unfallversicherung des Geschädigten. Versicherungen sind heute nicht mehr jene Gemeinschaftswerke gegenseitiger Solidarpflicht, als die sie im 19. Jahrhundert konzipiert wurden, sondern vielmehr dem Gewinnstreben verpflichtete Aktiengesellschaften, oft internationale Konzerne.

Tritt ein Unfall mit Personenschaden ein, so schätzen die Versicherungen das finanzielle Ausmaß des Schadens. Sie profitieren, indem sie ihre Leistungen so weit wie möglich hinausschieben (für Distorsionstrauma-Opfer sind acht bis elf Jahre durchaus üblich). Bei Prozessende haben sie dann nicht nur mehr erwirtschaftet, als sie bezahlen müssen, sondern auch die Sicherheit, dass bis dahin ein Teil der Kläger entfallen ist (sei es durch finanziellen Mangel, fehlende Rechtsschutzversicherung, Resignation oder sogar Tod). Äußerst wichtig ist es zunächst, sich genau über die Fristen für die Einreichung der Klage und gegebenenfalls die – weit schneller erforderliche – Meldung bei der eigenen Unfallversicherung zu informieren. Keinesfalls sollte man sich von den geschilderten Taktiken entmutigen lassen. Aktive Kooperation bei den erforderlichen anwaltlichen Schritten (u.a. gute Vorbereitungen für die Kostenaufstellungen oder auch Nachfragen bei Unklarheiten) kann eine zusätzliche Hilfe sein.

Gerichtsentscheide und Gesetzestexte

Von enormer Bedeutung ist in der Schweiz die Rechtssprechung des Eidgenössischen Versicherungsgerichtes in Luzern und des Bundesgerichtes in Lausanne. In seinem Urteil vom 4. Februar 1991 bejahte das Eidgenössische Versicherungsgericht in Änderung seiner bisherigen Praxis die Möglichkeit, dass ein Schleudertrauma geeignet ist, eine lang andauernde Erwerbsunfähigkeit zu verursachen. Den umstrittenen biomechanischen und verkehrstechnischen Gutachten in der Haftpflichtversicherung erteilte das Bundesgericht in Lausanne mit dem Urteil vom 21. Juni 2001 eine Abfuhr. Beim Schleudertrauma-Verband (s. Adressteil) ist eine Zusammenstellung der verschiedenen Gerichtsurteile seit 1991 in der Schweiz erhältlich.

Für Deutschland sind Gerichtsurteile u.a. über den ADAC erhältlich. Literatur, die für Unfallopfer und Langzeitpatienten von Bedeutung sein kann, einschließlich Gesetzestexte zu Schwerbehinderung und Sozialhilfe, hat die Deutsche Schmerzhilfe e.V. auf einer ihrer Webseiten zugänglich gemacht. Zu finden sind sie unter:

www.schmerzselbsthilfe.de/download/index.php3.

Sowohl auf das Copyright als auch auf die Haftungsausschlüsse, beide geltend gemacht von der Deutschen Schmerzhilfe, weisen wir an dieser Stelle ausdrücklich hin.

Diagnostik

Autorin und Verlag danken dem Verein Unfallopfer-Netz e.V., Hainstrasse 6, 65582 Diez, für die Erlaubnis, die Beschreibungen der Diagnoseverfahren auf seiner Website zu übernehmen. Die Internetadresse mit vielen weiteren Informationen lautet: www.unfallopfer-netz.de

SPECT/PET und Angiographie

Durch HWS-Verletzungen oder direkte Unfallfolge können Durchblutungsstörungen im Gehirn entstehen, welche Beschwerden wie Sehstörungen, Konzentrationsstörungen, Gedächtnisstörungen usw. hervorrufen.

Verletzungen der Arterien werden mittels der Angiographie und auch Doppler-Sonographie sichtbar gemacht. Insbesondere beim Schleudertrauma betroffen sein können die Halsschlagadern, da sie direkt durch den ersten Halswirbel durchlaufen.

Beim SPECT/PET wird mittels einer gespritzten Traubenzuckerlösung eine regionale Durchblutungsstörung festgestellt. Die Ursache für solche Durchblutungsstörungen liegt im Unfallmechanismus. Beim Hin- und Herschleudern des Kopfes stößt das Gehirn, welches im Kopf in einer Flüssigkeit schwimmt, trägheitsbedingt gegen die knöchernen Strukturen. Möglicherweise kommt es zusätzlich zu einem Unterdruck an der entgegengesetzten Seite des Anstoßpunktes, der zu Gefäßverletzungen führen kann. Beides stellt eine traumatische Verletzung dar und kann Sehstörungen, Bewusstseinsstörungen usw. verursachen.

Ein positives Untersuchungsergebnis wird manchmal von Versicherungen nicht anerkannt, weil auch Muskel-Rheuma-Patienten solche regionalen Durchblutungsstörungen aufweisen. Dies ist nicht richtig, bei Schleudertrauma-Verletzten sind die Stirnpartie, die beiden Seitenpartien und die Hinterhauptregion betroffen, bei Muskel-Rheuma-Patienten fehlt eine Störung der Hinterhauptregion.

Neurootologische Untersuchung

Das Fachgebiet der Neurootologie hat sich erst in den letzten Jahren entwickelt. Es umfasst Gebiete der HNO, Augenkunde, Neurologie, Orthopädie und Chiro-/Manualtherapie. Speziell die Kopfsinne und deren Störungen wie Schwindel, Sehstörungen, Gleichgewichtsstörungen usw. werden messtechnisch erfasst und objektiviert. Des Weiteren werden Behandlungsmethoden angewendet, Medikamente eingesetzt und weitere Methoden erforscht.

Oft wird von Teilnehmern berichtet, dass HNO-Ärzte und Neurologen sich gegen das neue Fachgebiet aussprechen; man könne diese Störungen selbst erkennen und behandeln, daher werden auch Überweisungen zu den entsprechenden Spezialisten verweigert. Tatsache ist, dass die bisherige interdisziplinäre Zusammenarbeit der notwendigen Fachgebiete im Alltag nicht funktioniert hat und wir generell zur Vorstellung beim Neurootologen raten, um hier eine schnelle Diagnostik und Behandlung anzustoßen.

Magnet-Resonanz-Tomographie und offenes MRT

Das MRT ist eines der modernsten und objektivsten Diagnosemöglichkeiten. Es stellt Schichtaufnahmen unseres Körpers in hochauflösender Grafik dar. Viele Verletzungen, die mit dem Röntgen oder CT nicht zu sehen waren, werden damit sichtbar.

Für die Diagnostik von langwierigen HWS-Beschwerden ist insbesondere der offene Kernspin-Tomograph (Magnetom Open, Firma Siemens) wichtig, weil dieser wegen seiner noch höheren Bildauflösung sogar Bänderstrukturen sichtbar macht. Hier werden in der Regel Bänderanrisse und Bandveränderungen festgestellt. Aufgrund der hohen Kosten eines offenen Kernspin ist dieses Gerät in Deutschland noch nicht verbreitet; dies wird erst in Jahren geschehen, wenn die jetzt gängigen Geräte ausgedient haben.

Leider werden die Kosten für die Untersuchung im offenen Kernspin-Tomographen noch immer nicht von den Krankenkassen bezahlt, obwohl eine MRT-Untersuchung heute bereits zu den üblichen Diagnosemöglichkeiten gehört. Unverständlich, wenn man bedenkt, dass wenige Patienten in der Lage sind, ca. 2 000

Euro bereitzustellen. Durch die fehlende Diagnose werden insbesondere Patienten mit Bänderverletzungen und Instabilitäten immer noch mit »Mobilisation« therapiert, was zu einer weiteren Verschlechterung des Zustandes führt. Die Unbeweglichkeit einzelner HWS-Wirbelgelenke wird oft als muskuläre Verspannung interpretiert.

Die dadurch dem Gesundheitssystem (Krankengeld, Haushaltshilfe, nutzlose Therapieversuche usw.), den Versicherungen (Schmerzensgeld, Rente usw.) und der Gesellschaft (Sozialhilfe usw.) entstehenden unnützen Kosten sind ein untragbarer Zustand. Hier sollten doch gerade die Krankenkassen ein Interesse haben, dass der Patient einer zuverlässigen Diagnostik zugeführt wird und eine zielgerichtete Behandlung stattfinden kann.

Computer-Tomographie und Funktions-CT

Bei der Computer-Tomographie werden Schichtaufnahmen vom Körper angefertigt. Hier können Weichteilverletzungen schwereren Ausmaßes festgestellt werden. In der Funktions-CT können die Bewegungsausmaße oder -einschränkungen gemessen werden; hier handelt es sich um eine objektive Methode, weil absichtliche Bewegungseinschränkungen festgestellt werden können.

Mithilfe eines Kontrastmittels können Arterien sichtbar gemacht werden; insbesondere für HWS-Patienten interessant sind die Halsschlagadern.

Allerdings können auch in einem CT Bänderverletzungen nicht sicher festgestellt werden, sondern nur anhand der Funktionsstörungen vermutet werden.

Röntgen

Röntgenbilder werden in der Regel bei der Vorstellung des Unfallopfers in einem Krankenhaus angefertigt. Diese zeigen auf, ob knöcherne Verletzungen der Wirbel, des Schädels oder sonstiger Knochen vorliegen. Ich möchte hier betonen, *knöcherne* Verletzungen: Das sind Brüche oder inkomplette Brüche. Auf Röntgenbildern können Weichteilverletzungen *nicht* erkannt werden, oft wird jedoch aufgrund von Röntgenbildern bereits eine HWS-Verletzung ausgeschlossen. Diese Argumentation finden wir häufig bei Gutachtern, aber auch bei Ärzten, die sich in Unkenntnis in Bezug auf HWS-Verletzungen oft leichtfertig oder gar fahrlässig verhalten.

Funktionsröntgen

Beim Funktionsröntgen wird der Kopf gedreht und gebeugt, man kann starke Instabilitäten erkennen, weil sich unter der Belastung die Wirbel an den betroffenen Stellen verschieben. Es tritt ein so genanntes Stufenphänomen auf. Häufig wird hier die Kopfgelenksebene nicht richtig erfasst, welche jedoch oft verletzt wird. Daher ist es sinnvoll, auch eine Funktions-CT zu veranlassen.

Neuropsychologie

Das Fachgebiet der Neuropsychologie ist ebenfalls erst in den letzten Jahren entstanden. Während in der Schweiz bei der Schadensregulierung von HWS-Verletzten die Untersuchung vorgeschrieben ist, ist sie hier in Deutschland noch nicht gängig.

Aufgabe der Neuropsychologie ist es, psychische Folgen einer Hirnschädigung zu erkennen und zu behandeln. Unfallopfer mit Symptomen wie Leistungsminderung, Konzentrationsstörungen, Gedächtnisstörungen, posttraumatischen Verhaltensstörungen und posttraumatischen Störungen im Befinden, Depressionen usw. sollten von einem Neuropsychologen mitbehandelt werden.

Das Hinzuziehen eines Neuropsychologen ist anzuraten, weil immer noch zu viele Leiden als psychosomatisch eingestuft werden, obwohl die Störungen somato-psychisch (das heißt der Patient hat durch die unfallbedingten Einschränkungen nachfolgende psychische Probleme) oder durch eine Hirnverletzung bedingt sind.

Weitere Informationen erhalten Sie bei der Gesellschaft für Neuropsychologie (GNP) e.V.

Therapien

Die folgenden Darstellungen erheben nicht den Anspruch auf Vollständigkeit – es handelt sich um in den Reportagen erwähnte Therapien – und ersetzen in keinem Fall eingehenden fachlichen Rat. Für eingehendere Informationen einschließlich weiterer Therapiemöglichkeiten sind neben ÄrztInnen die im Weiteren aufgeführten Therapieführer, Verbände und Vereine für Betroffene ratsam.

Craniosacral-Therapie

Anfang des 20. Jahrhunderts entdeckte William Sutherland das Pulsieren der cerebrospinalen Flüssigkeit (Liquor). Sie bewegt sich in einem System von Membranen, die sich vom Schädel (cranium) durch die Wirbelsäule bis zum Kreuzbein (sacrum) ausdehnen. Damit war die Basis zu einer Therapie gelegt, die sich mit den feinen und komplexen Bewegungsmechanismen auch der bis dahin als unbeweglich geltenden Schädelknochen und mit der unwillkürlichen Bewegung aller Gewebe und Knochen im Körper befasst. Das subtile Ansprechen der Hirn- und Rückenmarksflüssigkeit über einen druckfreien Handkontakt zeitigt oft günstige Auswirkungen bei Symptomen, die mit dem zentralen oder dem vegetativen Nervensystem zu tun haben. Da es sich um eine sehr sanfte Behandlungsform handelt, kann sie auch in schmerzvollem Zustand angewendet werden. Man liegt dabei auf einer bequemen Liege. Einige Craniosacral-TherapeutInnen, v.a. in der Schweiz, haben sich in den letzten Jahren außerdem in Somatic Experiencing (SE, s. u.) ausbilden lassen und verbinden beide Methoden.

Verbände:

Schweizerischer Berufsverband für Craniosacral-Therapie SBCT, Postfach, CH-8044 Zürich, Tel. 0878-800 214, www.cranioverband.ch
Schweizerischer Dachverband für Craniosacral-Therapie, Sunnetalstr. 19, CH-8117 Fällanden, Tel. 01-887 28 26, www.sdvc.ch
Verband der Upledger Cranio-Sacral TherapeutInnen Deutschland e.V., Schwartauer Landstr. 114-118, D-23554 Lübeck, Tel. 0451-400 38 44

Feldenkrais-Methode

Der Physiker Moshé Feldenkrais (1904 –1984) machte sich nach einer eigenen, sich nicht bessernden Verletzung auf die Suche nach hilfreichen Methoden, die er durch die Untersuchung und Anwendung des Zusammenhanges zwischen Bewegungsabläufen und Hirnfunktionen fand. Bessere Koordination, Sicherheit beim Gehen usw., aber auch Verbesserungen im Sitzen und Stehen können mit der Feldenkrais-Methode erreicht werden. Die Bewegungen werden meist im Liegen, entweder aktiv oder passiv ausgeführt. Die Feldenkrais-Methode wird in Einzelstunden (»Funktionale Integration«) und Gruppenkursen vermittelt.

Verbände:

Feldenkrais-Gilde Deutschland e.V., Jägerwirtstr. 3, D-81373 München, Tel. 089-523 101 71, www.Feldenkrais.de
Schweiz. Feldenkrais-Verband (SFV), Rebhalde 33, CH-8645 Jona, Tel. 055-214 26 58, www.Feldenkrais.ch
Therapeutenlisten: Bei den Berufsverbänden oder über www.feldenkrais.de (für Deutschland, die Schweiz und Österreich)

Manuelle Lymphdrainage nach Dr. Vodder

Ziel der Lymphdrainage ist es, den Körper beim Abtransport der von ihm bei Schwellungszuständen gebildeten Gewebsflüssigkeit zu unterstützen.

Das dänische Ehepaar Vodder lebte von 1928 bis 1939 in Südfrankreich als Physiotherapeuten mit eigener Praxis. Ein Teil seiner Patienten waren Engländer, die chronischer Erkältungskrankheiten wegen jährlich die klimatisch günstigeren Regionen am Mittelmeer aufsuchten. Vodder fiel bei deren Behandlung auf, dass viele von ihnen geschwollene Lymphknoten im Halsbereich (damals noch Halsdrüsen genannt) aufwiesen. Dies veranlasste ihn zu versuchen, ob er durch Manipulation dieser gestauten Regionen nicht auf die Krankheit einwirken könne. Er begann deshalb, diese Regionen mit vorsichtig pumpenden Bewegungen zu massieren. Ein erfolgreiches Unterfangen, das auch angesichts der erst beginnenden Verbreitung von Antibiotika von Bedeutung war.

In Bezug auf das Schleudertrauma wird v.a. von der positiven Auswirkung der Lymphdrainage auf migräneartige Kopfschmerzen und geschwollene Gelenke durch das Befreien gestauter Gefäße berichtet. Durch diese Technik wird der Lymphfluss in besseren Gang gebracht. Sie kann am Kopf, an den Beinen oder auch am ganzen Körper ausgeführt werden, je nach Gesundheitszustand, wobei man, nach Bedarf zugedeckt, auf einer Liege ruht.

Therapeutenliste:

Wittlinger Therapiezentrum GmbH/Dr. Vodder-Schule, Alleestraße 30, A-6344 Walchsee, Tel. 05374-5245-0
  IGMS, Bachstr. 14, CH-9000 St. Gallen, Tel. 071-244 19 34

Osteopathie

Von lat. os (Knochen) und griech. pathos (Leiden) leitet sich der Name einer medizinischen Richtung ab, die v.a. in den USA auf breiter Basis als vollgültiges Medizinalsystem neben der Schulmedizin Verwendung findet. OsteopathInnen gebrauchen ihre Hände, um im Körper subtile Ungleichgewichte zu erspüren. Eine Spezialisierung davon ist die craniosacrale Osteopathie und davon abgeleitet, und in den letzten Jahrzehnten v.a. von Franklyn Sills weiterentwickelt, die Craniosacrale Therapie.

SE/Somatic Experiencing

Die Methode wurde von Peter A. Levine entwickelt. 30 Jahre lang widmete sich der amerikanische Biologe, Physiker und Psychologe dem Studium von Stress und Trauma. SE ist die Umsetzung seiner Forschungen ins Therapeutische. Indem dem Patienten geholfen wird, die durch das Ereignis überwältigten Verteidigungs- und Orientierungsreaktionen wiederzugewinnen, lösen sich die erstarrten Muskeln im Körper, v.a. im Nackenbereich, und Schmerzen und Schwellungen verschwinden. Ziel des SE ist es, dass Betroffene ihre Flexibilität und den Vollbesitz ihrer natürlichen Reaktionen zurückerhalten. Der ganze Mensch ist in die Therapie einbezogen: mit Körper, Bewusstsein und Emotionen. Die Arbeit geschieht oft im Sitzen auf einem bequemen Stuhl, seltener im Stehen oder Liegen.

SE-TherapeutInnen kommen aus verschiedenen Berufen: Neben Angehörigen verschiedener Körpertherapie-Richtungen sind genauso auch psychologische Fachleute, Ärzte und (sozial)pädagogisch oder künstlerisch Tätige vertreten.

Therapeutenlisten für die Schweiz, Deutschland und Österreich:

Institut für ganzheitliche Energiearbeit, Austrasse 38, CH-8045 Zürich, Tel. 01-461 66 01, www.energiearbeit.ch (auch für Craniosacral)

Zentrum für Innere Ökologie in Zürich, Konradstr. 14, CH-8005 Zürich, Tel. 01-273 16 36, Fax 01-273 16 64

www.Somatic-Experiencing.info

Informationen über Somatic Experiencing in Deutschland. Mit Therapeutenliste. Die Seite befindet sich im Aufbau.

Foundation for Human Enrichment (FHE), P.O. Box 1872, Lyons, Co. 80540, USA, E-Mail: ergos1 @earthlink.net. Website mit vielen Informationen: www.traumahealing.com

Vojta-Gymnastik

Diese auf einem komplexen Diagnosesystem aufbauende Therapie, auch Reflexlokomotion genannt, wurde in den 60er-Jahren von dem später in Deutschland arbeitenden Neurologen Prof. Vojta entwickelt. Sie beruht auf seinen Beobachtungen von Bewegungsabläufen in der frühkindlichen motorischen Entwicklung, deren Gesetzmäßigkeit er erkannte und erfolgreich für die Behandlung von spastisch gelähmten Säuglingen einsetzte. Heute wird diese Therapie auch unabhängig vom Alter der Patienten angewandt. Reize, die am Rumpf oder an den Extremitäten an genau festgelegten Punkten – bei HWS-Distorsion besonders auch im Schulterbereich – gesetzt werden, bewirken Reflexe und Bewegungsmuster in den Muskeln mit günstigen Auswirkungen auf das Nervensystem, die den ganzen Körper umfassen. Bei dieser Therapie wird das Gehirn angeregt, ursprüngliche, normale Bewegungsmuster in Gang zu setzen, wodurch motorischen Störungen und Fehlhaltungen nach Schadigungen entgegengewirkt und die gesamte Koordination verbessert werden kann.

Eine *Halskrause* wird, wenn überhaupt, nur kurzfristig verordnet.

Buchhinweise

Therapie-Führer der Schweiz, EGK-Gesundheitskasse (Hrsg.), Redaktion Heinz Knieriemen.

Deutscher Heilpraktiker-Führer, Broder Clausen (Hrsg.), 2001 Verlag videel, Niebüll, ISBN 3-935111-10-X.

Enthält nach Postleitzahlen geordnet die Adressen von ca. 5 000 TherapeutInnen in über 1 800 Orten bundesweit.

Adressen für Betroffene

Schweiz

Schleudertrauma-Verband
Horneggstr. 9, CH-8008 Zürich, Tel. 01-388 57 00,
Fax 01-388 57 01
Beratungstelefon: 01-388 57 00
(Montag, Dienstag, Donnerstag und Freitag: 9.00–12.00 Uhr)
E-Mail: info@schleudertraumaverband.ch
Internet: www.schleudertraumaverband.ch
Medizinische, soziale, rechtliche Beratungen, Öffentlichkeitsarbeit und Veranstaltungen

Selbsthilfegruppen (über Homepage, E-Mail oder Telefon zu erfragen) an zahlreichen Orten und in verschiedenen Kantonen.

InteressentInnen für die Gründung einer Selbsthilfegruppe melden sich bitte bei der Hauptverbandstelle in Zürich.

Weitere Stellen:
Beratungsstelle für Schleudertrauma
Stockerstr. 50, CH-8002 Zürich, Tel. 0901-57 50 75, (Di, Mi, Do 9–11 Uhr), Fax 01-201 18 86
Breites Informationsspektrum, Öffentlichkeitsarbeit, konkrete Begleitungen

FRAGILE Suisse, Schweizerische Vereinigung für hirnverletzte Menschen
Beckenhofstr. 70, CH-8006 Zürich, Tel. 01-360 30 60, Fax 01-360 30 66
www.fragile.ch, E-Mail: mail@fragile-suisse.ch

Regionale Vereinigungen, Selbsthilfegruppen

»Chancenhaus«: *Von Schweizer Versicherungen und Geschädigtenanwälten gegründet. Ziel: Schnelle persönliche und finanzielle Hilfe für Betroffene. Infos: beim Schleudertrauma-Verband, s.o., oder bei der U.P. Rechtsberatung für Unfallopfer und Patienten, s. u.*

Schweiz. Patienten- und Versicherten-Organisation SPO, Geschäftsstelle und Beratung
Zähringerstr. 32, Postfach, CH-8025 Zürich, Tel. 01-252 54 22,
Fax 01-252 54 43, Beratungs-Tel. 0900-56 70 47,
E-Mail: patienten-organisation@bluewin.ch

Patientenstelle Zürich
Hofwiesenstr. 3, Postfach, CH-8042 Zürich, Tel. 01-361 92 56,
Fax 01-361 94 34 (Beratung nach telefon. Vereinbarung),
E-Mail: patientenstellezuerich@pop.agri.ch

Rechtsberatungsstelle für Unfallopfer und PatientInnen U.P.
Werdstr. 36, CH-8004 Zürich, Tel. 01-242 43 48 und
0800-707 277
Professionelle Beratung in allen Versicherungsfragen, Auskunft über spezialisierte AnwältInnen in der ganzen Schweiz

Schweizerischer Invalidenverband (SIV)
Frohburgstr. 4, CH-4600 Olten, Tel. 062-206 88 88,
Fax 062-206 88 89

Schweiz. Vereinigung für Familien der Straßenopfer
Baumkerstr. 53, CH-8050 Zürich, Tel. 01-310 13 11/Fax – 12
Straßenopfer-Hilfe 01/310 13 13 (Mo-Fr),
E-Mail: info@strassenopfer.ch
www.strassenopfer.ch
Beratungsstelle für Verkehrsopfer im Sinn des Opferhilfegesetzes (OHG)

Der Beobachter, Beratungszentrum, Buchverlag, Zeitschrift, Online-Service, SOS-Beobachter u.a.
Förrlibuckstr. 10, Postfach, CH-8021 Zürich, Informations-Tel. 01-448 76 00, Beratungs-Tel. (werktags von 9.00–13.00 Uhr): 01-448 76 01 Arbeit, 01-448 76 05 Sozialversicherungen
www.beobachter.ch: *Vielseitiges Angebot*
Die Zeitschrift setzt sich seit 1985 mit dem Thema Schleudertrauma auseinander und begleitet die Betroffenen seither engagiert in ihrem Kampf um ihre Rechte.

Zentrum für Innere Ökologie in Zürich
Konradstr. 14, CH-8005 Zürich, Tel. 01-273 16 36,
Fax 01-273 16 64
*Organisiert Somatic Experiencing-Kurse und Workshops in der
Schweiz und kann TherapeutInnen vermitteln.*

Deutschland

Unfallopfer-Netz e.V.
Hainstraße 6, D-65582 Diez
www.unfallopfer-netz.de
*Breites Spektrum an medizinischer und rechtlicher Hilfe, Projekte,
Kooperation mit anderen Vereinen (auch in Österreich und der
Schweiz)*

Selbsthilfegruppe Schleudertrauma
Lukas-Cranach-Weg 5, D-71065 Sindelfingen,
Tel. 07031-87 50 71, Fax 07031-87 50 71

ADAC e.V., Am Westpark 8, D-81373 München,
Tel. 089-76 76 0, Fax 089-76 76 2500
www.adac.de, E-Mail: adac@adac.de
Jurist. Zentrale: Tel. 089-76 76 24 23 (nur für ADAC-Mitglieder)
*Rechtliche Informationen zum Thema Schleudertrauma, insbe-
sondere zu Schadenersatzansprüchen*

Deutsche Interessengemeinschaft für Verkehrsunfallopfer dignitas e.V.
Friedlandstr. 6, D-41747 Viersen, Tel. 02162-2 00 32,
Fax 02162-35 23 12
www.dignitas-ev.de

Deutsche Migräne- und Kopfschmerzgesellschaft
www.dmkg.org

Bundesverband Deutsche Schmerzhilfe e.V.
Geschäftsstelle: Sietwende 20, D-21720 Grünendeich,
Tel. 04142-81 04 34, Fax 04142-81 04 35
Tel. Sprechzeiten: Mo.–Fr. 9.00–12.00 Uhr und
Di.–Do. 14.30–16.30 Uhr

www.schmerzhilfe.org
www.schmerzinfos.de, E-Mail: schmerzhilfe@t-online.de
*Mitglieder haben Anrecht auf eine kostenlose juristische Erstein-
schätzung ihrer individuellen Sozialrechtsproblematik durch einen
Fachanwalt für Sozialrecht der DSH.*

Regionale Selbsthilfegruppen:

www.schmerzselbsthilfe.de,
E-Mail: Webmaster@schmerzhilfe.org
www.schmerzforum.de
www.kopfschmerzforum.de
www.schmerz-sh.de

Deutsche Schmerzliga e.V.
Adenauerallee 18, D-61440 Oberursel
Schmerztelefon: 0700-375 375 375 (werktags 7.00 – 9.00 Uhr),
Fax 0700-375 375 38
www.schmerzliga.de
*1990 von Patienten, Ärzten und weiteren Fachleuten als Selbst-
hilfeorganisation gegründet (mehr als 80 Gruppen)*

Institut für Rechts- und Verkehrsmedizin der Universitätsklinik
Heidelberg
Voßstraße 2, D-69115 Heidelberg
*Rechtsmedizinische Informationen (keine Rechtsberatung)
und Links*
www.med.uni-heidelberg.de

Verkehrsopferhilfe e.V.
Glockengießerwall 1, D-20095 Hamburg, Tel. 040-32 10 70

Bundesverband der Unfallopfer in Deutschland e.V.
Dovenkamp 9, D-22952 Lütjensee, Tel. 0180-593 55 37,
Fax 04154 79 15 11
www.Bundesverband-der-Unfallopfer-in-Deutschland.de
(auch Forum, Gerichtsentscheide)

Österreich

Selbsthilfegruppe für Schleudertrauma- und Halswirbelsäulenverletzte, Schleudertrauma SHG
Clemens-Holzmeister-Straße 10, A-6020 Innsbruck,
Tel./Fax 0512-288 687
Kontaktperson: Mag. Karin Ender
Beratungszeiten nach telefon. Vereinbarung
Information, medizinische, therapeutische, juristische Beratung und Unterstützung

Weitere empfehlenswerte Websites:

www.whiplash101.com
USA: reichhaltige Informationen und zahlreiche Publikationen

www.schleudertrauma.ch
Vom Basler Neurologen Joseph Mürner und dem Leiter der Rehaklinik Rheinfelden Thierry M. Ettlin betriebene Internetseite mit Fachartikeln

Für die Inhalte ihrer Auskünfte, Beratungen, Dienstleistungen und Internetseiten zeichnen selbstverständlich die Gruppen, Beratungsstellen, Organisationen, Betreiber und Verlage verantwortlich. Der Kösel-Verlag und die Autorin lehnen die Verantwortung hierfür ausdrücklich ab. Mit dem Wechsel von Anschriften und Rufnummern ist besonders im Selbsthilfebereich öfters zu rechnen; auch sind Änderungen von E-Mail- und Internetadressen immer wieder möglich.

Schlusswort

Für Nichtbetroffene

Falls Sie sich als nichtbetroffener Mensch mit einer gewissen Neugier ans Lesen machten, spürten Sie möglicherweise, dass das Thema Sie auch persönlich nicht kaltlässt. Sollten Sie durch die Lektüre auf den Gedanken gekommen sein, so etwas auch selbst einmal erlitten zu haben, ohne es je zu realisieren, so sind Sie in guter Gesellschaft. Viele Menschen haben kleinere oder größere solcher Erfahrungen. Vielleicht reicht es Ihnen, wenigstens im Nachhinein ein Verständnis dafür zu entwickeln. Sollte aber etwas Größeres hochgekommen sein, tut es gut daran zu denken, dass nach neueren Einsichten (s. Levine 1998) eine Traumatisierung wenigstens den Vorteil bietet, auch Jahre danach noch Verbesserungen zugänglich zu sein.

Stehen Sie als TherapeutIn, MedizinerIn, Familienmitglied oder in anderer Rolle einer betroffenen Person nahe, gibt es Möglichkeiten, diese zu unterstützen:

Außerordentlich hilfreich ist es, dem von einem Schleudertrauma betroffenen Menschen Glauben hinsichtlich seiner Informationen zu schenken. Ebenfalls eine Hilfe ist es, der verletzten Person in allem, was sie tun oder lassen will, genug Zeit zu gewähren und ihr Wahlmöglichkeiten zu lassen oder eventuell zusätzlich aufzuzeigen. Im Unfallmoment hatte sie ja gar keine Wahl und wurde in Sekundenbruchteilen ungefragt in etwas hineingestoßen, aus dem heraus sie erst einmal finden muss. Ihr Leben wurde ungefragt vollständig verändert.

Wichtig ist, dass Sie jemanden mit einer Hals-Kopf-Verletzung zu nichts im Alltag drängen oder zwingen. Vermeiden Sie Zeitdruck und bringen Sie der betroffenen Person in dem, was ihm noch leicht fällt, und dem, was weniger gut oder zur Zeit gar nicht möglich ist, die gleiche Wertschätzung entgegen.

Noch einmal für Betroffene

Seit einiger Zeit »ertappe« ich mich beim spontanen Gebrauch der Vergangenheitsform, wenn ich von meinem eigenen HWS-Schleudertrauma spreche. Da ist es, das Dilemma, von dem ich am Schluss, quasi unter uns, noch sprechen möchte. Als Betroffene mit eventuell ähnlicher Erfahrung werden Sie mit Sicherheit verstehen, was ich meine, sollte ich nicht die klarste Ausdrucksweise dafür finden. »Ich hatte ein Schleudertrauma.« So fühle ich mich jetzt körperlich und seelisch. Aber weiß ich denn auch, ob dem wirklich so ist und ob es für immer so bleibt? Glaubt man mir, dass ich nach Jahren eines langwierigen Schleudertraumas – abgesehen von wenigen Spuren – wieder bei so guter Gesundheit sein kann? Muss ich mich – und damit zu guter Letzt noch jene, die mich begutachteten – womöglich für Fälschliches, wie die attestierten voraussichtlich bleibenden Schäden und vermutlich verminderten Erwerbsmöglichkeiten, rechtfertigen? Die Vergangenheitsform erweist sich als verflixt. Doch halt, wie sagte doch Dostojewski: »Prozentsatz! Die Menschen haben wahrlich herrliche Wörtchen ...« Einmal in den Prozentsatz der Minderungen durch ein nicht heilendes Schleudertrauma geraten – für immer darin? So einfach ist es nicht. Immerhin gibt es da auch Raum für Unvorhergesehenes bei den Wörtchen »voraussichtlich« und »vermutlich«. Mein Dilemma jetzt: Entweder glaubt man mir mein HWS-Schleudertrauma als etwas Vergangenes oder man tut dies in der Erwartung von Rückfällen nur schwerlich. Solche Zerreißproben scheinen bis zuletzt zum Thema zu gehören. Was die für Probleme hat, mögen andere aus unserem Kreis munkeln. Richtig. Wie viele unter ihnen stecken noch tief in einem ganz anderen, viel ernsteren Dilemma! Sie brauchen aus Existenzgründen vielleicht nichts dringender als die Anerkennung ihres jetzigen Zustandes, so unangenehm er ihnen ist und sosehr sie ihn hassen. Sie wissen, was dazu Not tut: Es gilt, möglichst lückenlos den eigenen kranken Zustand zu kennen und ihn gegenüber der Außenwelt zu vertreten. Gleichzeitig möchte man selbstverständlich seine Gesundheit so weit wie möglich zurückgewinnen und sich vielleicht am liebsten nur darauf fokussieren. Es ist zwar ein Spagat, aber versuchen Sie ihn trotzdem, indem Sie das eine tun und das andere nicht lassen.

Trotz verschiedener festgestellter Schäden kann auch ein lang-
wieriges HWS-Schleudertrauma sich bessern oder sogar so weit
verschwinden, dass es Ihnen wirklich so viel besser geht, dass Sie
eines Tages vielleicht sich selbst sagen hören: Ich hatte ein Schleudertrauma. Bemühen Sie sich und vertrauen Sie darauf, auch wenn
dies aufwendig sein mag, schlussendlich diejenigen Methoden und
Personen zu finden, die für Sie die richtigen sind und Ihnen eine
Hand reichen können. Vielleicht sehen Sie nach der Lektüre sogar
neue Möglichkeiten, sich noch einmal auf den Weg nach Hilfe zu
machen. Das kann sich wirklich lohnen.

Dank

Allen, die mich seit dem Unfall Ende 1996 und in Zusammenhang
mit dem Schreiben dieses Buches in irgendeiner Weise ermutigten
oder mir in anderer Weise beistanden, danke ich von Herzen. Dominique Degranges half mir mit Craniosacral-Therapie, wurde
später mein Lehrer und trug die Zeichnungen zu diesem Buch bei.
Dr. Peter Levine verdanke ich nichts weniger als eine weitgehende
Wiederherstellung, dazu eine enorme Wissensvermittlung. Bei Ita
Grosz-Ganzoni erwarb ich Vertrauen in meine Eigenwahrnehmung und psychoanalytisches Verständnis. Von ihrem Zuhören
habe ich viel gelernt. Auch Hansruedi Fischer, meinem Arzt, verdanke ich vieles, von der eindeutig klaren Diagnose bis zur sorgfäl-
tigen Krankengeschichte. Am meisten danke ich Thomas, meinem
Mann, sowie Vera, Lukas und Laura, unseren drei Kindern und
meinen Eltern: Sie litten und freuten sich mit mir.
   Die in den Reportagen Portraitierten sind mir alle lieb geworden. Ich erfuhr auf verschiedene Weise auch aus ihrem Kreis viel
Rückhalt. Gitte war meine erste Leserin, deren Genauigkeit ich
eine Menge verdanke. Ihre Anteilnahme am Entstehungsprozess
des Buches, in das viele ihrer Verbesserungsvorschläge einflossen,
und nicht zuletzt ihr Humor bedeuteten mir eine sehr wertvolle
Unterstützung. Friedrich steuerte fachkundige Hinweise bei.
   Herzlichen Dank dem Verlag und dort besonders der Pro-
grammleiterin Dagmar Olzog. Sie traute mir das Schreiben dieses
Buches zu. Mit Einfühlungskraft und sicherem Gespür begleitete
sie mich und den Text, bis das Buch Form annahm.

Anmerkungen

1 Peter A. Levine: *Trauma-Heilung. Das Erwachen des Tigers. Unsere Fähigkeit, traumatische Erfahrungen zu transfomieren.* Synthesis Verlag, Essen 1998.

2 Levine, 1997 (Übersetzung RH). Engl. Original: »People don't need a definition of trauma; we need an experimental sense of how it feels.«

3 Dieser Text von Renata Huonker-Jenny erschien ähnlich in der *ZEIT*, Nr. 18 vom 29.4.1999, als gekürzte Fassung der Erstpublikation in der *Zeitschrift für Kultur, Politik, Kirche (Reformatio)*, Nr. 6, 1997, Stämpfli-Verlag, Bern, ISSN 1017-7620, S. 435–443.

4 Zur Ideologie der sog. Renten- oder Begehrensneurose s.a. S. 165 f. *Sachinformationen.*

5 Überdeckungsgrad, Massenverhältnis, Stoßpunkthöhe, Struktursteifigkeit der betroffenen Wagen sowie ggf. vorhandene Anhängerkupplung erhöhen die Belastung von Passagieren. Auch ich hatte mir mein Schleudertrauma in einem Kombi mit Anhängerkupplung zugezogen.

6 Bei Leichen und Puppen mit Hälsen aus metallenen Federn entfallen von vornherein charakteristische Verletzungsfolgen wie Lebendigkeitsverlust, Sinnesstörungen, Schmerzen, Probleme mit Arbeitsstellen usw. Siehe QTF, Sektion 3: »Unser Verständnis davon, was der Halswirbelsäule bei geringfügigen Auffahrunfällen zustößt, ist beschränkt. Mathematische Modelle und Folgerungen aus Studien an Toten, Tieren und Puppen sind von beschränktem Wert, um Schwellen für Verletzungen bei solchen Kollisionen zu definieren. Studienergebnisse mit Freiwilligen unter kontrollierten Bedingungen können nicht leicht auf reale Unfälle übertragen werden.« (Übersetzung RH) Die »Québec Task Force (QTF) on Whiplash Associated Disorders WAD« sammelte und verarbeitete weltweit Daten zu den dem Schleudertrauma zugeordneten gesundheitlichen Störungen, die sie in einem Report herausgab (siehe Literaturverzeichnis).

7 Die angebliche Beschwerdefreiheit nach Abfindung oder Erhalt einer Rente wurde in der Gutachterliteratur über Jahrzehnte hartnäckig postuliert. Sie hängt mit dem Konzept der »Begehrens- oder Rentenneurose« zusammen (siehe Anm. 4). Außerdem hängt sie von definitorischen Prämissen ab. Wer die Versicherungen nicht mehr beschäftigt und mangels Nutzen davon kaum noch ärztliche Leistungen bezieht, ist jedoch trotz Abfindung deswegen noch lange nicht beschwerdefrei.

8   In Vor- und Rückbeugung des Kopfes, in seitlicher Ansicht gehalten und nicht gehalten. Die Aussagekraft ist sehr umstritten, vor allem ist es ein versicherungspolitisch brisantes Thema, weil viele Betroffene mit dieser – im Prinzip einfachen – Untersuchung sofort beweisen könnten, dass Unfallfolgen da sind.

9   Unbeabsichtigt gibt Friedrich damit eine Beschreibung zum Thema Trauma. Der in der Überlebenssituation eingefrorene Mensch ist seiner spontanen Ausdrucks- und Reaktionsfähigkeit teilweise oder sogar fast ganz beraubt und durch Letzteres auch von einer Kette von Folgesymptomen bedroht.

10 Wortfindungsstörungen und Vergesslichkeit erschweren Esther nicht nur den persönlichen Kontakt zu Menschen, sondern machen auch den beruflichen Wiedereinstieg unmöglich. Sie sind ein charakteristisches Symptom. Sprachfindungsstörungen wie abgebrochene Wörter, Sätze und Gedankengänge sind zugunsten der Verständlichkeit nur dort wiedergegeben, wo sie zum Inhalt gehören.

11 Folgeunfälle, speziell solche an Jahrestagen oder um diese Zeit, sind nicht so selten. Sie hinterlassen Irritation, werfen Sinnfragen auf und führen zum Grübeln über eine mögliche eigene psychische Mitschuld oder Mitverantwortung (s.a. Sachteil). Unbezweifelbar ist, dass neben der psychischen Belastung Schwindel, Schlafprobleme und Konzentrationsschwächen sowie mitunter auch Seh- oder Hörstörungen – als bekannte Folgen eines Schleudertraumas – für die Betroffenen weitere Unfallgefahren bilden können. Den Versicherungen bieten Folgeunfälle fast gleicher oder auch anderer Art weitere Möglichkeiten zum Abschieben oder zumindest zum Verzögern von Leistungen.

12 S.a. QTF sowie Otte, 2001, S. 3: »Nicht selten bestehen auch Augensymptome wie Flimmersehen oder Verschwommensehen.«

13 »Es geht dabei darum, die verloren gegangenen Bezüge zur Schwerkraft wieder erfahrbar zu machen«, äußerte sich auf Rückfrage die Therapeutin selbst dazu, deren nicht näher bezeichnete Methode v.a. durch ihre langjährige Erfahrung sowie die Entwicklung eigener Vorgehensweisen bestimmt ist.

14 Dieser Text wurde erstpubliziert in: *FAMA*, feministisch-theologische Zeitschrift, Basel, Dezember 1998.

15 Diese Auffassung wird auch von der QTF vertreten.

16 Levine (1998, S. 33) erwähnt in Ergänzung der überarbeiteten Definition des DSM: »Unfälle, Stürze, Krankheiten und Operationen, die der Körper unbewusst als bedrohlich wahrnimmt, werden oft bewusst nicht als ›außerhalb der Reichweite menschlicher Erfahrung‹ betrachtet.«

17 Zur Geschichte dieser Klassifikation siehe E. Brett in: van der Kolk u.a. 2000, S. 133–140.

18 Vgl. *Roche Lexikon Medizin*, München, 4. Aufl. 1999.

19 Die Terroranschläge vom 11. September lösen eine breite Diskussion um Traumafolgen, PTBS und Behandlungszugänge aus.

20 Rauschning/Jonsson, in: Gunburg/Szpalski 1997, S. 50.

21 Claussen 1999, S. 21: »Zu denken ist auch an die Überlagerung aktiver Bewegungen des Insassen mit passiven, die durch die Kollision zustande kommen: Der Insasse kann nicht nur mit gering angespannter Muskulatur von der Kollision überrascht werden (und deshalb größere Bewegungsvorgänge passiv erleiden als der Freiwillige im Versuch), er kann auch bei Erkennen der Kollisionsgefahr in ungeeigneter Weise ›überschießend‹ versuchen, mit dem Kopf und dem Körper aus der vermeintlichen Gefahrenzone herauszukommen.«

22 Rauschning/Jonsson, a.a.O., S. 50: »It would appear plausible that scull fractures absorb much of the impact energy and transmit less of the impact forces to the cervical spine.«

23 Siehe Claussen 1999.

24 Das Mitbringen von Notizen und Merkzetteln kann helfen, sollte aber nie die mündliche Schilderung ersetzen, da eine Fachperson aus der Art und Weise, wie berichtet wird, viel Entscheidendes erspüren kann. Die Aufzeichnungen können ggf. zur Ergänzung zurückgelassen werden.

25 Van der Kolk 2000, S. 71.

26 Bis zur Einführung von Zeitzonen galt an den meisten Punkten der Erde die Ortszeit. Diese Situation war für die Eisenbahn stressig und vor allem gefährlich, da die Uhren ständig um einige Minuten verstellt werden mussten. Damals führte jede Gesellschaft auf ihrer Strecke eine eigene einheitliche Zeit ein. Meistens entsprach diese Zeit der Lokalzeit des Ortes, in dem sich der Gesellschaftssitz befand.

27 Dazu Erichsen: »Bei einigen kann die vollständige Ruhe noch durch einen Guttaperchahalter befördert werden, der Schultern, Genick, Rücken und Kopf umfaßt, oder durch einen steifen Kragen, welcher dem Nacken die nötige Stütze gibt.« ... »Im ersten Stadium einer Rückgraterschütterung ist vollständige Ruhe für den verletzten Teil ohne Zweifel das Beste und Wichtigste. Ohne dieselbe ist keine andere Behandlung von dem geringsten Nutzen. Gerade dann muß man um so mehr auf vollständige Ruhe dringen, wenn, wie es sich nicht selten trifft, die Patienten durch Bewegung oder durch einen Wechsel von Luft und Umgebung sich augenblicklich erleichtert fühlen, und deshalb glauben, eine solche Veränderung gewähre dauernden Nutzen. In den späteren Stadien der Krankheit ist dem Patienten die geringste Bewegung des Körpers, jeder Stoß, jede Erschütterung, sogar jede Berührung so schmerzhaft, daß er sich instinktmäßig die nötige Ruhe bewahrt.« (Erichsen 1866, in der Übers. v. 1868, S. 128 und 126–127). Weiter empfahl er das Auflegen von Eis, örtliche Dampfbäder, Einreibungen usw. Sobald die entzündlichen Vorgänge sich

ausweiteten, seien Quecksilbersublimat mit Chinin oder Chinarinde von wohltätigem Einfluss, allenfalls ersetzbar durch Jod oder Bromkali, wenn diese nicht gut vertragen würden.

28 Siehe auch Blasius 1994, S. 61.

29 W. Löffler, in: *Regierungsrat des Kantons Zürich*, 1951, S. 203.

30 S. Barrois 1988, S. 225.

31 Van der Kolk u.a. 2000, S. 71–93.

32 Sigmund Freud, in: *Freud-Studienausgabe*, Bd. III 1975, S. 222.

33 Bei den Kriterien für PTBS fand diese Verhaltensweise bisher keine Berücksichtigung, obgleich sie bei allen Arten von Traumatisierungen anzutreffen ist. Näheres zur heutigen Diskussion bei van der Kolk 2000, S. 35.

34 Moderne Ansätze der Trauma-Theorie, wie jene von Levine, sehen im Wiederholungszwang den unbewussten Versuch des Menschen, ein erlebtes Trauma ähnlich wieder aufflackern zu lassen, um die damals nicht abgeschlossenen vielfältigen Reaktionen physisch, sensorisch, hormonell und auch psychisch endlich zu einem Abschluss zu bringen.

35 Über die Geschichte des Traumas in der Psychiatrie siehe van der Kolk 2000, S.72 ff.

36 S. Freud, in: *Freud-Studienausgabe*, Bd. IX, 1975, S. 516. – Die mögliche symptomlose Periode nach einem mechanischen Stoß wird auch als Latenz oder Latenzzeit bezeichnet.

37 Franz. für »Schlag auf den Nacken«. Ein bäuerlicher (in napoleonischer Zeit auch politisch gebrauchter) Ausdruck für den zum Töten von Kaninchen üblichen Stockschlag auf den Nacken, wobei das Tier an seinen Hinterpfoten aufgehängt herunterbaumelte.

38 WAD Sektion 3: »Whiplash is an acceleration/deceleration mechanism of energy transfer to the neck. It may result from rear-end or side-impact motor-vehicle collisions, but can also occur during diving or other mishap. The impact may result in bony or soft-tissue injuries (whiplash injury), which in turn may lead to a variety of clinical manifestions (Whiplash-Associated Disorders).«

39 Barrois 1988, S. 13.

40 Bruno Baviera erwähnt für die Schweiz eine weit höhere Zahl von jährlich 12 000 Fällen.

41 John Hayek, *Schleudertrauma sofort behandeln*, in: Schweizer Illustrierte, Ringier AG, Zofingen, Aug./Sept. 2000: »Ein Mensch mit Beschwerden hat Anrecht auf Behandlungen, egal ob Unfall oder Krankheit und unabhängig von der Ursache. Die Krankenkassen müssten genauso viel Tagegelder bezahlen wie die Unfallversicherung. So würde der Anreiz, den Patienten mittels Gutachten und Gegengutachten von der teuren Unfalltagegeld-Kategorie in die billige Krankentagegeld-Kategorie abzuschieben, wegfallen.« »Unfallversi-

cherer versuchen chronische Fälle auf die Krankenkassen abzuwälzen«, erklärte am 25.1.2002 die Sprecherin einer großen Schweizer Krankenkasse im *Zürich Express*.

42 Claussen 1999, S. 137.

43 ZDF, Kennzeichen D, am 3.12.1997: »Der Rechtsstreit dauert oft Jahre und häufig kostet er die gesamten Ersparnisse. Während Unfallopfer auf Geld warten, legen Versicherer diese sog. Rückstellungen gewinnbringend an. Die Geschädigten werden hingehalten. Je länger eine Versicherung ihre Schadensregulierung hinauszögert, desto mehr Zinsen fährt sie ein.«

44 Barrois 1988, S. 81–82 (Übersetzung RH).

45 Zur traumatisierenden Übertragung mehr in dem auch für Laien gut verständlichen Buch von Hans Holderegger (1998).

46 Presseinformation zum Auftakt einer Aktionswoche im Frühjahr 2001 in Berlin.

47 D.B. Morris, München 2000, S. 63/64.

48 E. Drewermann, Düsseldorf 2001, S. 326.

49 *NZZ* vom 31.10.2001, Forschung und Technik: Craniosacral-Therapie an der Schwelle. »In einer Pilotstudie, durchgeführt am Universitätsspital Zürich, die kürzlich am Internationalen Kongress für HWS-Schleudertrauma in Bern vorgestellt wurde, konnte bei sieben von neun Patienten mit HWS-Schleudertrauma durch die Craniosakral-Therapie nahezu vollständige Heilung erreicht werden. Wie Christian Schopper, Oberarzt der Psychiatrischen Universitätsklinik Zürich, berichtet, könnten mit Hilfe von bildgebenden Verfahren wie der hochauflösenden Kernspintomographie strukturelle und funktionelle Veränderungen im geschädigten Gewebe vor und nach der Therapie abgebildet werden. Entsprechende Studien sind in Vorbereitung. Doch auch wenn die Therapie eben erst die Schwelle der Schulmedizin betritt, fühlen sich mehr und mehr Ärzte durch ihren hippokratischen Eid verpflichtet, Patienten die Therapie nicht vorzuenthalten und sie auf breiter Basis zu empfehlen.«

50 Dr. med. Bruno Baviera ist Chefarzt und Ärztlicher Leiter der Schule für Physiotherapie Aargau Schinznach und Begründer des Schleudertrauma-Verbandes.

51 Bestimmte neue Möglichkeiten, die Verletzung der Kopfgelenkebene mittels MRT Open nachzuweisen, existieren. Ihre Finanzierung (bis zu 1 700 Euro bzw. 3 500 sFr.) ist aber noch umstritten. Argumente dagegen sind je nach Standpunkt verschieden gewichtete Gefahren für die PatientInnen sowie die – angeblich – noch nicht genügende wissenschaftliche Erprobung dieser Untersuchungsmethode. (Klinik der Kopfgelenkbänderverletzung: siehe Reportage Gitte sowie Sachteil.)

Literatur

Baviera, Bruno: *Verletzung der Halswirbelsäule und deren Folgen; Symptome und Diagnosen,* Zürich 1997, neu aufgelegt, mit Register und Symptomliste (erhältl. beim Schleudertrauma-Verband Zürich)

Baviera, Bruno: *Bewegen durch Bewegung. Beiträge zur Bewegungstherapie und Gymnastik,* Zürich (SynErg-Verlag) 2001 Bezugsquelle: Schule für Physiotherapie Aargau, Badstr. 59, CH-5116 Schinznach Bad

Barrois, Claude: *Les néuroses traumatiques. Le psychothérapeute face aux détresses des chocs psychiques.* Paris (Bordas) 1988

Blasius, Dirk: *Einfache Seelenstörung.* In: *Geschichte der deutschen Psychiatrie 1800–1945.* Frankfurt a.M. (Fischer) 1994

Brett, Elisabeth A.: *Die Klassifikation der posttraumatischen Belastungsstörung,* in: van der Kolk, B.A. u.a. (Hrsg.): *Traumatic Stress.* Paderborn 2000

Claussen, Claus-F. u.a.: *Das HWS-Schleudertrauma – moderne medizinische Erkenntnisse.* Bremen (UNI-MED Verlag AG) 1999

Drewermann, Eugen: *Kleriker. Psychogramm eines Ideals.* Düsseldorf (Walter) 2001

Erichsen, John Eric: *On railway and other injuries of the nervous system.* London (Walton and Maberly) 1866

Erichsen, John Eric: *On concussion of the spine, nervous shock and other obscure injuries of the nervous system in their clinical and medicolegal aspects.* London (Longmans, Green & Co.) 1875

Freud, Sigmund: *Der Mann Mose und die monotheistische Religion: Drei Abhandlungen (1934–38),* Freud-Studien-Ausgabe, Bd. IX. Frankfurt a.M. (Fischer) 1974

Freud, Sigmund: *Jenseits des Lustprinzips* (1920). In: *Freud-Studienausgabe,* Bd. III. Frankfurt a.M. (Fischer) 1975

Gunzburg, R./Szpalski, M. (Hrsg.): *Whiplash Injuries: Current Concepts in Prevention, Diagnosis and Treatment of the Cervical Whiplash Syndrome.* Philadelphia 1998

Hayek, John: *Schleudertrauma sofort behandeln!* In: *Schweizer Illustrierte,* Zofingen, 1. Sept. 2000

Holderegger, Hans: *Der Umgang mit dem Trauma.* Stuttgart (Klett-Cotta) 1998

Kolk van der, B.A./McFarlane, A.C./Weisaeth, L. (Hrsg.): *Traumatic Stress. Grundlagen und Behandlungsansätze. Theorie, Praxis und Forschung zu posttraumatischem Stress sowie Traumatherapie.* In: *Innovative Psychotherapie und Humanwissenschaft,* Bd. 62, Paderborn (Junfermann) 2000

239

Levine, Peter A.: *Trauma-Heilung. Das Erwachen des Tigers. Unsere Fähigkeit, traumatische Erfahrungen zu transformieren.* Essen (Synthesis) 1998

Morris, David B.: *Krankheit und Kultur. Plädoyer für ein neues Körperverständnis.* München (Kunstmann) 2000

Otte, Andreas: *Das Halswirbelsäulen-Schleudertrauma. Neue Wege der funktionellen Bildgebung des Gehirns. Ein Ratgeber für Ärzte und Betroffene.* Berlin (Springer-Verlag) 2001

Rauschning, Wolfgang/Jonsson, Halldor: *Injuries of the Cervical Spine in Automobile Accidents: Pathoanatomie and Clinical Aspects.* In: Gunzburg/Szpalski (Hrsg,): *Whiplash Injuries: Current Concepts,* Philadelphia 1998

Regierungsrat des Kantons Zürich (Hrsg.): *Zürcher Spitalgeschichte.* Zürich 1951

Spitzer, W.O./Skouron, M.L./Salmi, L.R. u.a.: *Scientific Monograph of the Québec Task Force on Whiplash-Associated Disorders: redefining »whiplash« and its management.* In: *Spine* 1995, Vol. 20 (8S), 1S-73S (Abkürzung QTF)

Empfohlene Literatur

Ettlin, T./Mürner, J. (Hrsg.): *HWS-Distorsion (Schleudertrauma) & Leichte Traumatische Hirnverletzung; Behandlungskonzepte; Invalidität und Berufliche Reintegration.* Kongress-Bände 1–3, Basel 1998-2000 (erhältlich bei Dr.med. I. Mürner, Steinenvorstadt 73, CH-4051 Basel)

Ettlin, T./Muerner, J./Otte, A. u.a. (Institut für Nuklearmedizin, Universitätskliniken, Kantonsspital Basel): *Zerebrale Befunde nach Halswirbelsäulendistorsion durch Beschleunigungsmechanismus (HWS-Schleudertrauma). Standortbestimmung zu neuen diagnostischen Methoden der Nuklearmedizin.* In: *Schweiz-Rundsch-Med-Prax* 1996, Sep 3, VOL: 85 (36), S. 1087–90. ISSN: 0369-8394

Levine, Peter A.: *It won't hurt for ever. Guiding Your Child through Trauma und Healing Trauma.* Audio-Kassetten. Produktion u. Vertrieb: Sounds True (www.soundstrue.com), Boulder, CO., USA 1999

Official Report of the Quebec Task Force on Whiplash-Associated Disorders: *Whiplash-Associated Disorders (WAD)/Les Troubles Associés à l'Entorse Cervicale (TAEC)* (erhältl. bei: Société d'assurance automobile du Québec, (SAAQ), 333 Boul. Jean Lesage, Tour nord, Québec, G1K 8J6, Canada)

(Internet: Suche unter »Québec Task Force« oder »WAD«)

Renold, Sara: *Unsichtbare Krankheiten. Wie Betroffene trotz Depression, Migräne und ähnlichen Krankheiten ihre Lebensqualität erhalten.* Zürich (Beobachter-Buchverlag) 20011